■ 现代医院建设与管理系列

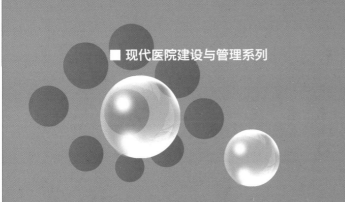

Informatization Construction of Modern Hospitals

现代医院
信息化建设

主　编◎周庆利

U0221360

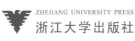

ZHEJIANG UNIVERSITY PRESS
浙江大学出版社
·杭州·

图书在版编目（CIP）数据

现代医院信息化建设 / 周庆利主编. -- 杭州 ：浙
江大学出版社，2024. 9. -- ISBN 978-7-308-22127-6

Ⅰ. R197.324

中国国家版本馆 CIP 数据核字第 2024C8P273 号

现代医院信息化建设

周庆利　主编

策划编辑	张　鸽
责任编辑	张凌静（zlj@zju. edu. cn）
责任校对	殷晓彤
封面设计	黄晓意
出版发行	浙江大学出版社
	（杭州市天目山路 148 号　邮政编码 310007）
	（网址：http://www. zjupress. com）
排　　版	浙江大千时代文化传媒有限公司
印　　刷	浙江省邮电印刷股份有限公司
开　　本	710mm×1000mm　1/16
印　　张	14.25
字　　数	234 千
版 印 次	2024 年 9 月第 1 版　2024 年 9 月第 1 次印刷
书　　号	ISBN 978-7-308-22127-6
定　　价	79.00 元

《现代医院信息化建设》
编委会

前　言

新一代信息技术和网络技术在全球迎来新一轮发展高潮,为传统产业发展注入了新的动力,以互联网为工具,为医疗行业在技术和资源供给端提供支持的互联网大健康产业应运而生。在大数据背景下,医院管理模式的信息化建设和发展,已成为现代医院经营发展的必然趋势。医院信息化具有显著的应用优势,可改变传统管理模式,优化管理流程,提高工作效率,为患者提供优质服务;同时可降低运营成本,提高患者满意度,有效缓解医患矛盾,成为医院提高服务质量的重要途径之一。

我国医院在30多年的信息化发展中已经打下了坚实的基础,特别是近几年,医院信息化的发展得到了各方支持,工作开展得越来越顺畅,先进地区在继续前进,落后地区向领先发展的先行者看齐,大家都在为医院信息化建设奉献着自己的力量。

在医院信息化管理平台构建的过程中,医院信息化建设的规范性、稳定性、安全性、局限性等各方面存在的问题也逐渐凸显。医院信息系统的现状如何? 医院信息化建设在新冠疫情的防控中是否发挥了作用? 医院信息系统的各个子系统在医院日常运营中如何工作?"互联网＋智慧医院"如何建设?"互联网＋医共体"如何建设? 如何评价医院信息化建设? 这些是所有医院信息化建设者都需要思考的问题。

在此基础上,编者基于在医院信息化建设实践过程中遇到的问题,对医院信息系统建设、智慧医院建设、医院信息与技术安全、医院信息化建设评价等进行归纳和总结,著成本书,希望为各个医院的信息化建设提供参考依据,以促进我国医院信息化建设的规范化和安全化。本书的完成得益于团队的共同努力,在此感谢我们的编委会、医院的同事以及与我们合作的工程师们。

本书难免存在不足或错误之处,欢迎各位学者、读者批评指正。

目　录

医院信息化概述

1.1　医院信息化现状分析

医院信息化是在有效利用信息技术的基础上,通过计算机网络技术储存医院各个领域的数据,实现各项管理的信息化。新一代信息技术和网络技术在全球迎来了新一轮发展高潮,为传统产业发展注入了新的动力,以互联网为工具,为医疗行业在技术和资源供给端提供支持的互联网大健康产业应运而生。在大数据背景下,医院管理模式的信息化建设与发展,已成为现代医院经营发展的必然趋势。医院信息化具有显著的应用优势,可改变传统管理模式,优化管理流程,提高工作效率,为患者提供优质服务;同时,可降低运营成本,提高患者的满意度,有效缓解医患矛盾等,成为医院提高服务质量的重要途径之一。如何让医院紧跟发展的潮流,享受信息技术高速发展的红利,如何利用互联网、大数据等信息化手段提高医生的工作效率和准确率,让患者在享受医疗服务的过程中获得满足感,让医疗服务过程中所有的参与者都能有提升感,这是所有医院相关从业者都需要思考的问题。

在医疗卫生体系改革的大背景下,我国各个医院正在积极寻找与探索信息化建设的路径,以顺应改革的进程,使得医院信息化建设能够在深化医疗改革、提高医疗服务水平、提高医院管理效率等方面发挥重要作用,医院信息化建设也由此成为我国医院加快医疗卫生改革的必然选择。

中国医院信息化的发展可以追溯到 20 世纪 70 年代中国医学科学院肿瘤医院成立计算机室,当时个别医院引进小型机,主要为处理数据计算的工作;到 80 年代,微型计算机面世,国内也开始研发适合中国国情和医院购买力的信息化设备;到了 90 年代中期,进入了全院规模管理信息系统大发展的阶段,国家"八五"重点攻关项目"医院综合信息系统研究"和"军字一号工程"的成功实施也宣布中国医院信息化掀起了第一次发展热潮[1]。到了 21世纪,在抗击 SARS(严重急性呼吸综合征)、实施新农合、区域医保联网等形势的推动下,医院信息化建设进入了临床信息系统大发展和区域医疗协同摸索的阶段。2009 年,在新医改的强烈要求下开始建设以电子病历为核心的信息平台,成为中国医院信息化第二次发展热潮的节点。

2016 年 10 月发布的《"健康中国 2030"规划纲要》和 2018 年 4 月发布的《国务院关于积极推进"互联网+"行动的指导意见》提出要完善"互联网+医疗健康"支撑体系,从加快实现医疗健康信息互通共享、健全"互联网+医疗健康"标准体系、提高医院管理和便民服务水平、提升医疗机构基础设施保障能力、及时制定完善相关配套政策等五方面,提出了具体举措[2]。

我国在信息化发展中已经夯实了坚实的基础,特别是近几年,因为政策的推动,医院信息化的发展得到了政府的支持,工作的开展也越来越顺畅,先进地区想要继续前进,落后地区向领先发展的先行者看齐,大家都在为医院信息化建设奉献着自己的力量。全国省级医院建设医院信息系统(hospital information system,HIS)的比例达到 95%,地市级医院建设 HIS的比例为 70%,全院级别的 HIS、电子病历、全院影像归档与通信系统(picture archiving and communication system,PACS)、移动、无线、万兆网络、服务器集群等先进的系统和 IT 技术得到广泛应用。

在医院信息化建设过程中,系统的规范性、稳定性、安全性、局限性等各方面存在的问题逐渐凸显,影响医院信息化建设的高质量发展。例如,我国医院信息化建设起步较晚,各个医院信息化建设标准化程度不高,整体处于发展阶段。不同医院使用不同厂商提供的信息体系,信息编码也存在差异,即使在医院之间建立网络连接,也难以完全实现数据互通、共享和交换,无法发挥其更大的作用。信息化建设缺乏整体的规划和顶层设计,信息孤岛现象还普遍存在,这些都是真实存在的问题。

总的来说,我国医院卫生信息化建设的现状是,成绩与差距有目共睹,机遇与挑战也相继出现,这需要我们行业的所有从业者共同奋斗,才能迎来中国医院信息化建设的黄金时代。

1.2　信息化建设与医院精细化管理

2016 年发布的《国务院深化医药卫生体制改革领导小组关于进一步推广深化医药卫生体制改革经验的若干意见》提到:加强公立医院精细化管理;完善医疗质量安全管理制度,健全质量监控考评体系,推进临床路径管理,促进医疗质量持续改进;进行全面的预算管理,开展成本核算,全面分析收支情况、预算执行、成本效率和偿债能力等,并以此作为医院运行管理决策的重要依据;推行第三方会计审计监督制度,加强医院对国有资产、经济运行的监管[2]。

医院精细化管理是指对工作流程进行精准化和数字化处理,用适当的手段和管理办法来提高工作流程的每一个步骤的执行力和效率,其精细化管理的思想、方法、工具均以人为体系核心[3],其本质是颠覆传统的思维模式,从整体上实现思维模式的精细化,进行业务流程的再造。它贯穿于整个医疗体系中,不仅能够加强医院管理,提高医疗服务水平,而且能实现医院管理的长期战略目标,树立良好的医院品牌形象。

医院精细化管理和信息化建设存在必然的联系,信息化建设为精细化管理提供数据支撑服务。在医院信息化建设过程中,基于大数据技术的优势,可以利用大数据技术有效优化配置医院的资源,从而使医院的资源利用效率得到显著提高,这对医院的长远发展具有极为重要的现实意义[4]。信息系统内存储的大量数据帮助医护人员事前引导、事中掌控和事后分析,大大提高了医疗服务质量和医院运营效率。例如,做一台手术需要流程精细化,如果术前准备工作中没有术前会诊,那么系统不会允许手术申请和手术排班。在大数据的支撑下,对手术过程进行精细化管理,麻醉师有几个步骤,主刀医生有几个步骤,巡回护士需要几个步骤,都可以做到精准管理。又如在下文中要提到的药品监督管理系统,就是借助信息化建设进一步精细化药品管理工作,利用系统的药品管理功能,对药品的厂家、入库时间、生产日期等详细信息进行保存与分析,便于医护人员开展医疗工作。

精细化管理对信息化建设提出具体的功能要求,而信息化建设则为精细化管理提供相应的技术支持,两者相互推动,共同提升医院工作效率和管理效能,为智慧医院建设添砖加瓦。

1.3　新冠疫情促发医院信息化新思考

在新冠疫情防控期间,信息管理的具体实践引发诸多新思考。

在新冠疫情的潜伏时期,信息管理实践的案例主要包括两个方面:一是新冠疫情的预测和研判,即预测、分析新冠疫情的各种信息,挖掘隐藏的危险因素并发出预警信号;二是新冠疫情的分析和防控,即研究分析新冠疫情的环境和相关人员信息,对新冠疫情风险进行研判,补齐防控短板。相较于传统的信息管理机制,大数据技术在新冠疫情中能够迅速搜集并高效分析海量的异构多元数据信息,进而全方位地对新冠疫情做出预警;另外,在新冠疫情中使用云计算等手段对疫情防控方案进行分析建模,模拟仿真新冠疫情的全过程,构建新冠疫情防控的知识库,从而制定更加可靠的防控方案。

在新冠疫情的暴发时期,信息管理实践的主要案例如下。一是挖掘和研究新冠疫情蔓延状况,提早对各种危险的传染源做出处置,在一定程度上缩减传播规模,降低经济损失。大数据技术为新冠疫情防控提供了更精确的潜伏信息挖掘手段,提高了疫情防控工作的时效性与精准性。二是利用大数据信息系统把医疗诊治信息数据和互联网大数据关联,从而将新冠疫情的进展与社会环境相联系,此举有利于发现新冠疫情的传播规律,抑制疫情暴发程度。三是分析公众情绪和行为,搜集各类数据信息,分析民众的行为方式和心理情绪状况,将情况反映给相关部门,及时采取有效的应对措施,更好地为民众服务。

在新冠疫情常态化管理时期,信息管理实践的案例包括两个方面:一方面是汇集整理新冠疫情全过程的信息并进行分析与研究,总结新冠疫情信息管理改进方案,提出体制机制建设的针对性意见和建议;另一方面是根据新冠疫情防控期间的各种消耗和损失,制定重建方案。利用大数据技术,我们可以将新冠疫情过程进行数字化再现和可视化呈现,分析不足及总结经验和教训,完善创新国家疫情信息管理体制机制,全面提升对重大突发事件的应急管理能力和管理水平[5]。

但是防控重大突发应急事件中的信息管理也会遭遇一些难题。我国地域辽阔,各地文化习俗和自然环境差异显著,并且具有人口基数大、人员构成多元、不同地区的经济发展不均衡等突出特点,各地区不同部门的新冠疫情信息管理能力存在差异。此外,新冠疫情的传染源复杂、蔓延传播迅速、变异风险高、防控难度大等种种问题对疫情信息管理提出了严苛的要求。我国在新冠疫情中面临的信息管理难题主要体现为以下几个方面。

一是新冠疫情信息的分散化与碎片化。在疫情暴发后,各地区政府引领信息技术公司开发了不同的信息管理系统。虽然设计开发的信息管理系统在很大程度上灵活应对了其所在地区的新冠疫情防控工作,但是从全局防控视角来看,分散化的信息管理使各地区与全国的新冠疫情信息管理割裂。信息分散化问题产生的原因是各地区行政管理相对独立,无法形成合力,缺乏相应的防控联动机制。例如各个地区都有自己的健康码,民众需要重复填写与申报。在大数据时代背景下,人口流动迅速且范围广泛,病毒携带者自由流动会影响疫情传播的态势,使疫情传播的边界变得模糊。如果各地区的信息管理做不到公开和共享,那么疫情防控信息就会被碎片化,各地区容易陷入疫情研判和防控的"信息孤岛"。

二是新冠疫情风险早期识别能力受限。在我国,传统的卫生防控系统是自下而上进行信息的报告和汇总,此类信息是一种疫情的强信号,但是利用强信号自下而上报告会使信息时效性大幅降低,公共卫生响应效率低下,甚至容易被人为干预。因此,直接利用疫情弱信号预测风险,对于提高疫情的研判能力相当重要。疫情弱信号往往信息零散、信息可信度低、信息的形式多元,但是其人为干预少、传播迅速。利用大数据和云计算技术挖掘分析疫情弱信号,发现事实真相并预测风险,对于疫情防控尤为重要。

三是新冠疫情信息管理存在信息泄露问题。疫情信息管理的安全性在个人的生命健康和国家安全稳定中占据了重要的位置。无论是公共部门还是私营企业,为了落实防疫措施,都对公民的个人信息进行了采集,这自然有利于促进信息管理的实时更新,但管理主体的多元化自然也会造成相关信息的泄漏,甚至造成个人信息在公共平台的扩散,从而导致严重的信任危机和恶劣的社会影响。这也对相关的信息管理主体提出了新的要求。公民个人信息的使用必须在法律和社会伦理的范围之内,不能没有限度地越权使用,以免造成个人利益受损。

四是新冠疫情信息难以精准定位。一方面,传染病具有长达 1 周以上的潜伏期,部分感染者出于各种原因不愿意主动提供信息、说出病情。这就会造成信息的缺失与滞后,无法实时、精准地进行疫情防控,不利于对患者病情的实时跟踪与后续相关防疫措施的落实。另一方面,大数据时代的信息交流十分迅速,疫情信息在这一过程中不可避免地会受到各种因素的干扰,无法做到精准定位。不完整的疫情信息结构和严峻的疫情防控形势使精准识别风险的困难加大。如果合理使用云计算技术和大数据技术,对疫情信息内容和结构进行精准定位,疫情防控就会更加高效、缜密与及时,疫情带来的各项损失也会大幅度缩减。

1.4 信息化组织机构建设及管理

医院信息化管理组织是医院信息系统正常运行的依靠,是切实做好医院信息化建设工作,维护医院信息安全,落实医院信息化工作责任的重要组织保障。一般情况下由医院院长主导负责医院信息系统建设工作,由决策层相关领导、医院信息化领域专家和其他各部门相关负责人组成医院信息化工作领导小组。该小组的主要职责如下。

(1)对医院信息系统的建设和应用进行总体规划,贯彻落实国家、地方相关医疗管理部门信息化的工作方针、政策,并审查制定有关人员职责、技术规范、工作流程、绩效指标等工作规章制度。

(2)审核和部署系统构建和应用中的重要活动,例如规则计划、网络管理、系统配置和人员培训等。

(3)批准医院信息化及信息网络建设中的相关规范和技术标准。

同时,医院信息化管理制度同样重要,它是医院信息系统正常安全运行的重要保障。医院要对信息做好保密工作,从计算机机房的安全管理到操作权限管理、人员的管理等一系列管理都需要制定好安全管理制度,对规章制度的实施情况做定期检查和分析,并根据结果及时做出调整。

参考文献

[1] 中国医院协会信息管理专业委员会,中国数字医学杂志.中国医院信息化 30 年[M].北京:电子工业出版社,2016.

[2] 中共中央办公厅.国务院办公厅转发《国务院深化医药卫生体制改革领导小组关于进一步推广深化医药卫生体制改革经验的若干意见》[J].中华人民共和国国务院公报,2016(33):10-15.

[3] 刘晓强,华永良,薛成兵.我国医院信息化发展历程浅析[J].中国卫生信息管理杂志,2016(2):142-152.

[4] 何刚.大数据背景下的医院信息化管理建设分析[J].信息记录材料,2021,22(5):108-109.

[5] 赵玲玲.加强重大突发应急事件信息管理体系建设的思考[J].特区实践与理论,2021(1):47-50.

第 2 章

医院信息系统介绍

2.1 医护工作系统

2.1.1 门诊业务系统

门诊业务系统是贯穿整个门诊业务流程，为实现门诊医疗信息化，满足患者需求，提高门诊工作效率而设计开发的信息系统。其中包括门诊预约挂号系统、门诊收费系统、门诊医生站系统、门诊病历系统、门诊护士站系统等。整个流程形成一个闭环，方便医院管理，提升患者的就医体验，这是落实让患者"最多跑一次"改革的关键举措。

2.1.1.1 门诊预约挂号系统

挂号是一般就诊流程的起点，主要包含当日窗口挂号和预约挂号两种方式，挂号系统将自动识别这两类挂号人群，分开处理，保证公平公正性，使两者互不干扰。预约方式包括电话、网页、手机终端或院内自助机等，预约渠道广泛，适合各层次和各年龄段人群。门诊预约挂号系统的优点主要体现为方便患者就医问诊，可提前安排就医计划和时间，并且在预约期间可以实时了解医院挂号信息资源、医生出诊信息和临时变更信息，提高挂号的准确性,减少患者往返医院的麻烦。预约挂号系统直接与医院内部系统实时互联。

2.1.1.2　门诊收费系统

作为就诊流程中的重要环节,门诊收费系统的建立极大地提高了医院的工作效率,让患者缴费更精准、更快捷、更方便。该系统包括诊疗费用收取、药品明细、药品处方提取、检验检查费用提取等功能模块,医院收费系统与医保系统实时互联,通过读取患者病历号或医保卡即可进行缴费。现在,大多数医院支持微信与支付宝等新型支付方式,缴费明细还能通过互联网医院 App 上的消息推送反馈给患者,这类新型移动支付方式的普及也为门诊收费系统开辟了新天地。

2.1.1.3　门诊医生站系统

门诊医生站系统是门诊业务的核心环节。医生工作站需要保证西医的症状体征、病史采集、检验检查、处方治疗,中医的望、闻、问、切、开方下药等诊疗活动的开展与实现,是一个集患者基本情况查询、病历书写、医嘱处理、医技申请与结果查询、会诊处理于一体的综合应用信息系统[1],其主要目的是实现问诊过程中各个部门和系统之间信息的交互与共享,确保信息传递的及时性和准确性。

门诊医生工作站以电子病历为核心开展工作,支持医生建立门急诊病历库,为医生提供高效的电子病历和电子处方管理平台,从就诊患者信息的获取开始,医生可以在医生工作站中直接获取患者既往的就诊记录、病史、用药记录、各种检验检查结果等信息,通过医生工作站开具处方和各种检验检查申请,记录患者病情及发展变化情况。门诊医生工作站还能够与其他系统实现一体化集成。

2.1.1.4　门诊病历系统

门诊病历系统的推行大大提升了门诊的工作效率,通过病历号就可以对患者信息进行管理,加快了复诊患者的就医速度。门诊电子病历要求提供结构化病历书写功能,通过数据同步可以实时查看检查、检验报告,并提供检查、检验结果的自动导入,方便医生下达诊断结果和处理意见。

同时,电子病历质控定时自动检查电子病历完成情况,支持病历质量管理人员对病历进行评估打分,对未按时完成或有记录缺陷的病历向责任医生发出提醒,通过自动监控手段,检查病历在书写过程中的错误,提高医疗质量。

2.1.1.5　门诊护士站系统

门诊护士站系统是协助护士对门诊患者进行日常护理工作的系统,核对并处理医生下达的医嘱,包括注射、检查、检验、换药、抽血等,并对门诊科室注射材料、药品等用品进行管理。门诊护士站系统的主要功能还包括分诊和排班。分诊叫号功能是门诊护士工作站系统的一个核心内容。护士通过系统来安排患者在候诊区等待叫号就诊,管理患者排队状态。

2.1.1.6　输液管理系统

输液室每天需要接待大量患者及家属,人员流动性强,医护人员工作琐碎,重复性强。同时,由于输液药品品类众多,可能出现很多用药不安全因素。输液管理系统将二维条形码和无线扫描技术应用于整个输液流程,包括护士取药、护士配药、护士给患者输液、患者呼叫护士等;输液结束后,系统可以自动生成相关输液结果记录,以供统计和查询。

输液过程中的监控也是如今亟须解决的痛点。输液时,患者或家属通常会时刻关注输液瓶,患者不敢入睡,家属也不敢走开。输液管理系统中添加的输液监管模块很好地解决了这一问题:应用现代物联网技术用机器代替患者监控,患者可以安心休息,护士在总控室掌控整个病区的输液情况,患者的换瓶需求一目了然,从而可以及时、有效地为患者提供护理。

2.1.1.7　皮试管理系统

皮试是护理过程中的重要内容,但是随着药学的发展,需要皮试的药品种类不断增加,皮试的风险也逐渐变高。皮试管理系统的建设,实现了从医生开立皮试医嘱,到患者皮试结束全过程管理的可追溯性,降低了用药的风险。皮试结果的有效管理也有助于医生后续工作的开展。信息化皮试管理系统的应用(见图 2-1),可有效减少护士的工作量,提高工作效率,提高皮试结果的准确性,实现皮试闭环管理,保证医疗安全[2]。

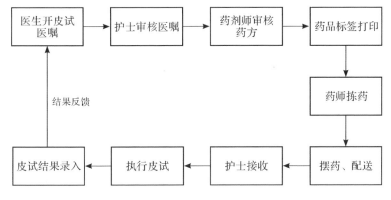

图 2-1　皮试流程

2.1.1.8　治疗管理系统

治疗管理系统是多形式信息综合、多系统协调下的整合系统。医嘱开立以强大的药物管理系统和治疗流程为支撑,遵循医嘱执行过程中的多方面校验机制,保证了诊疗过程的准确性与安全性。同时,治疗过程中还受到系统中治疗单的约束,治疗内容与医嘱严格闭环。患者治疗信息的完整保存也可为复查复检提供依据。

2.1.2　急诊业务系统

急诊业务系统为医疗单位急诊中心提供全面的综合医疗服务,包括急诊预检分诊系统、急诊医生站系统和急诊护士站系统三个子系统。

2.1.2.1　急诊预检分诊系统

急诊预检是对急诊患者快速分类,从而确定治疗类型或进一步处理优先级的流程。系统应符合急诊医学和国家急诊分诊指南规范标准。系统应支持针对不同人群,做严格的划分(成人、儿童、妊娠期妇女、老人),以保证对不同人群分诊的准确性,若有特殊情况,还可临时调整诊疗计划或急诊医生。系统也应尽可能地压缩分诊评估时间,不能错过抢救的黄金时间,并且还需要支持电子化保存评估分诊数据,为医疗过程提供直接、有效的资料来源。

2.1.2.2　急诊医生站系统

急诊医生站系统的主要工作分为医嘱录入和病历书写,其主要目的是实现急诊过程中各个部门和系统之间信息的交互与共享,以及确保信息传递的及时性和准确性。急诊业务有其特殊性,分为普通急诊和急诊留观,前者偏向于门诊业务,后者偏向于住院业务。很多医院急诊医生站系统也对两种模式加以区分,以便处理不同情况的急诊业务。

2.1.2.3　急诊护士站系统

急诊护士站系统将床位、病患、医嘱、提醒等信息全部融合在一个工作平台上,使得医生和护士的交互变得简单、高效。急诊护士站的很多功能已经朝着更细化的方向发展,系统间的数据流向更加密切,如护士执行的检伤分类与评估完成后,结果被传递到急诊医生站,医生完成的病程记录也可以在急诊护士站实时获取,数据供医护人员共享,避免治疗出现任何可能的疏忽,充分体现急诊的紧急性和安全性。

2.1.3　住院业务系统

住院业务系统是医院信息系统旗下的一个整体系统,是医院信息系统为临床服务的集中体现。该系统的主要目的是让住院部的各项治疗、护理和管理工作井然有序,避免出现各种差错,同时也能让患者对其整个治疗过程有清晰和全面的了解。住院业务系统实现了患者从入院的第一步到出院处理的全部流程管理,贯穿整个业务过程,主要子系统包括出入院管理系统、住院收费管理系统、住院床位管理系统(床位准备中心)、住院医生工作站、住院护士站系统、护理质量管理系统、移动医护系统等(见图2-2)。

2.1.3.1　出入院管理系统

出入院管理系统在患者入院时能生成一份患者个人基本资料,包括住院号、入院来源、病区床位和费用管理等。当患者达到出院标准后,护士会根据医生开具的出院证明处理好所需事项,并在该系统中提交出院,然后患者到出院处办理出院手续,以保障患者入院和出院流程顺畅。

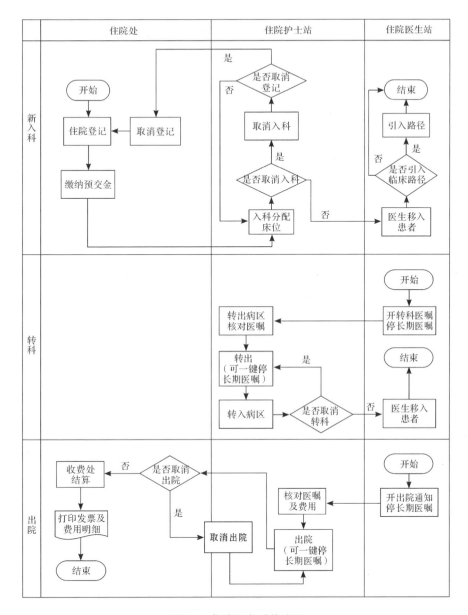

图 2-2 住院业务系统流程

2.1.3.2 住院收费管理系统

住院收费管理系统实现的主要功能包括住院登记、患者费用管理、结算管理、患者欠费和退费管理等。住院过程中所产生费用的材料必须指定治疗项目代码,医嘱执行收费时根据医嘱计价项目表划价,同时还包括床位、饮食等费用。该系统支持在系统中输入床号进行结算,支持打印每日费用清单、结账通知单或者费用明细和发票给患者,同时完成财务规定的住院费用结算。

2.1.3.3 住院床位管理系统(床位准备中心)

床位是医院的重要配置资源,根据科室性质,床位配置可分为不同类别。住院床位管理系统可以让工作人员根据患者的不同需求,查询与分配相应科室的空余床位,也可在系统中查询到已分配床位的患者信息和床位信息。该系统目的明确,在不影响医疗质量的前提下用有限的资源接收更多的患者。通过床位统一集中调配,避免了床位私有化的现象,提高了床位的周转率。

2.1.3.4 住院医生工作站

住院医生工作站与其他科室有着紧密的联系,也是医院工作的中心内容之一,是体现医院医疗服务质量的关键所在。住院医生通过贯穿始终的电子病历系统完成医嘱开立、病历书写、检查检验申请、诊断开具、手术申请等一系列日常操作。构建"以患者为中心,以临床为核心,以医嘱为主线"的信息模型来服务患者的整个就诊流程。

住院医生工作站包括三大主模块。

第一大模块为患者的信息管理模块。该模块是基础,包含患者病历管理、病历更新、转入和提交归档,还包括患者的资料查询、入院记录、既往史、就诊记录等,配备患者索引,通过条件检索就可以获取对应的病历概括信息。

第二大模块为诊疗管理模块。按照系统样本呈现医嘱,根据医嘱性质的不同和医嘱中的特殊情况,系统将区别处理呈递给护士工作站,护士审核后提交到相关执行科室,例如将药品医嘱提交到药房管理系统,将检查检验医嘱提交到相应的医技科室,保证医嘱的正确实施需要多个部门协同配合。病程记录也是诊疗管理的重要组成部分,常规的病程记录、上级医生的查房记录、手术相关记录都应及时体现在此功能模块中。

第三大模块为数据监控模块。其中,医保监控监管医保患者的费用情况;药占比监控则根据历史用药数据,以治疗组为单位提供药占比数据查询;还有费用监控、感染监控等多种监控功能。

2.1.3.5　住院护士站系统

医疗过程中大部分操作是由护士完成并落实的。住院护士站系统覆盖了护理工作中所有的信息管理和应用,同时具有辅助医生诊断、治疗和管理患者等功能。其主要工作是对医嘱进行处理和传递(处方医嘱、检验医嘱、检查医嘱、输血医嘱、治疗医嘱执行等),实现了患者从入院到离院的一切管理信息的实时数据共享。

2.1.3.6　护理质量管理系统

护理质量管理系统主要统计反映护理工作质量的重要依据。系统内置临床护理监控指标,病区的每个护理单元或病区按日或按月实时上报质量监控数据报表,报表内含有给药错误、身份识别错误、病患跌倒等记录。

2.1.3.7　移动医护系统

移动医护系统是建立在 HIS 之上的一个移动医护平台。它为病患设计了唯一身份识别标识的条码腕带,可进行病患身份识别。

移动查房系统是依托于无线网络在医院的应用,医护人员应用移动电脑推车或手持终端(personal digital assistant,PDA)等设备通过无线网络接入医生工作站或电子病历系统,在病床边就可以查阅患者的住院信息及其病史、检验检查记录等一系列信息,杜绝了大量人力、物力的消耗和错误的发生。

移动医护系统的使用节约了医院在耗材和人力方面的成本。根据文献中某大型医院的分析,使用移动医护系统,提高了医护人员的工作效率,使之能把更多的时间用在与患者的交流和沟通上,使得患者能提前 10% 的时间出院,带来的社会效益不可忽视[3]。

2.1.3.8　病案管理系统

病案管理系统承载着由纸质病案向数字化病案转换的任务,数字化病案的应用实现了病案流通、医疗信息统计和病案储存工作的数字化,提高了病案管理工作的整体效率。病案无纸化还改变了病案的形成、回归、保管、储存形式,降低了医院在纸质病历保存等方面的支出。

2.1.3.9　电子病历质控

电子病历质控定时自动检查住院电子病历完成情况,支持病历质量管理人员对病历进行评估打分,对未按时完成或有记录缺陷的病历向责任医生发出提醒。主要目的是通过监控手段,检查病历在书写过程中的差错,提高医疗质量。

2.1.3.10　日间手术管理系统

日间手术是指患者从入院、手术到出院,一天内完成的手术方式。日间手术管理系统是从原有手术麻醉信息管理系统优化改进而来的。系统流程包括手术预约、手术安排、术前访视、术中操作记录,依靠系统优化医疗流程,加快手术患者在医院的流转。

2.1.4　药事业务系统

医院用药和药品管理一直以来都是医院工作中的重中之重,科学、高效的医药管理体系对于提升医院的医疗品质、用药安全都是至关重要的。药事业务系统中通过批号管理功能,实现自动处方合理性审核,药品监管体系和物联网技术相结合,编织出一张高效、安全的药品供应网络。

2.1.4.1　药库管理系统

药库管理系统通过药品字典的建立与使用,维护药品基本信息,对药品出入库进行科学管理,制订入库计划、采购计划,根据出库类型的不同,打印和补印出入库单据。药品在库管理,可进行库存盘点、价格调控、药品有效期查询等一系列操作(见图 2-3)。

2.1.4.2　门急诊药房管理系统

门急诊药房管理系统是门急诊药房人员用来服务门急诊就诊患者,完成日常发药、配药工作的系统,系统主要功能有门急诊配药、发药、调剂等。

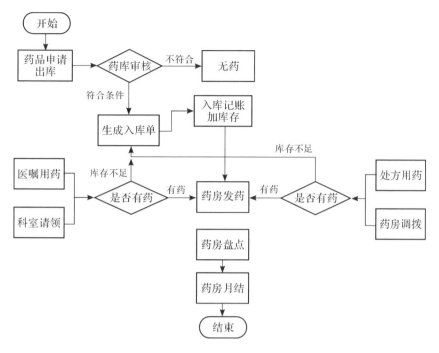

图 2-3　药库管理系统

2.1.4.3　住院药房管理系统

住院药房管理系统是针对住院患者日常用药分配与发放的系统。具体功能与门急诊药房管理系统功能大致相同,主要区别在于长期医嘱需要每天重复执行。主要功能是完成住院药房信息的基本维护、药品批费、药品退费、住院摆药及统计查询。

2.1.4.4　静脉药物配置管理系统

静脉药物配置管理中心接收医生医嘱,经药师审核后,药剂人员对静脉药物进行集中调配。静脉药物配置管理系统是实现规范用药、安全用药,提高管理水平的高效管理工具。

静脉药物配置管理系统包含医嘱管理、库存管理、查询统计管理等。同时为了方便药师对医嘱进行审核,系统中还嵌入了合理用药系统。流程如图 2-4 所示。

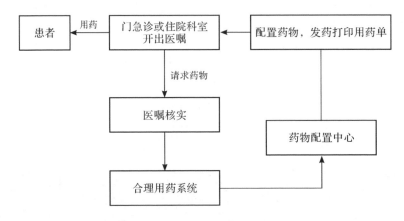

图 2-4　静脉药物配置管理系统流程

2.1.4.5　合理用药系统

过度用药、用药不足和错误用药都属于影响患者临床安全的不合理用药，这些现象和行为都会导致稀缺资源的浪费和医疗效率的降低，甚至会造成医疗事故。

为保障患者用药的安全、合理，系统对医院临床用药进行全过程监控。合理用药系统主要嵌在门急诊医生工作站、住院医生工作站、护士工作站、静脉药物配置管理系统等医院信息系统（HIS）平台上运行。其主要功能有用药实时监控，通过计算机技术和大数据实现医嘱自动审查和实时审查药物的相互作用，掌握患者药物过敏史，区分不同性质患者用药，如老人、妊娠期妇女、哺乳期妇女。合理用药系统（prescription automatic screening system,PASS）在进行用药监测时，可以实时对监测结果的数据进行采集和保存，并能提供全面的结果统计和分析。同时，合理用药系统也是一个大型的药物信息库，包含药品所有的基本信息，可供医护人员参考。

2.1.4.6　处方点评系统

处方点评系统是一种新的用药监管系统，是提高临床药物治疗水平的重要工具。它利用市场上专业的医药信息知识库与患者信息进行比对，然后自动预点评，自动将处方或用药医嘱不规范的信息分类，对疑似不合理的地方进行批注，提供给药师审核。其特点是规范性和可追溯性。规范性体现在按照国家卫生健康委员会的处方点评要求生成处方点评表格,可追溯性则体现在可以自动追溯不合理处方、问题处方的科室及医生等详细信息。

2.1.5　医疗管理系统

医疗管理系统是对诊疗过程中的各个环节提供技术支持的一个系统,包括术前的手术分级管理系统、诊疗过程中的危急值管理系统、全医疗过程中的不良事件管理系统等。

2.1.5.1　手术分级管理系统

手术分级管理系统依据《医院手术分级管理规范》及《临床各科室手术分类》,将手术分为甲、乙、丙、丁四类,其中,复杂手术、高难度手术、新开展手术和探索性手术被列为甲类手术,乙类、丙类、丁类手术的复杂程度和技术难度依次递减。系统的主要功能由四个模块组成(见图 2-5)。

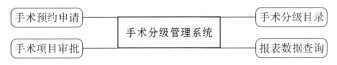

图 2-5　手术分级管理系统

通过计算机技术实现手术目录分级管理与手术申请审批电子化、流程化以及手术级别和手术医生权限的系统控制,明确什么级别的医生可以开展什么级别的手术,使得手术医师权限得到了有效监管,提升了手术分级管理的公开度与透明度,使得手术工作更加规范、高效、合理。

2.1.5.2　危急值管理系统

危急值是指由医院根据相应医疗规范审核制定的临床检验或检查结果的危急值项目和报警阈值。危险值管理系统被内置于各临床科室、医技科室的医生工作站和护士工作站。当危急值发生时,系统一方面自动将危急值结果推送至各类工作站,工作电脑中会自动出现报警弹窗,弹窗被点开后会显示患者危急值信息,要求医生及时处理;另一方面,通过短信方式将危急值结果发送至责任医生的手机,给予短信预警,要求医生及时处理。处理结果均须录入系统,并反馈至发送危急值的信息系统和科室,如果在规定时间内没有处理，则启动手工处理模式。对整套流程实行严格闭环管理，形成标准化报表存档，方便以后查阅和打印。

2.1.5.3　不良事件管理系统

医疗安全不良事件越来越受到社会的关注，不良事件管理系统为医院内质量控制、患者安全关注、医疗安全不良事件方面的处理提供了一个理想的管理平台。通过该平台，医院可以快速收集和反映与医疗质量相关的事件，并进行统计和分析。目前不良事件的范围正在逐渐扩大，且不仅仅局限于医院临床方面。根据不良事件类型、归口管理部门的不同，可将医闹、医患关系、安防等问题纳入管理。

根据医院等级评审要求，不良事件管理除归口不同职能部门分管外，还须在统一平台上进行管理，便于综合统计分析，发现安全问题，进行根因分析，从而从根本上杜绝类似事件再次发生。

2.1.5.4　临床路径管理系统

临床路径是标准化医疗质量管理模式，其主要目的是提高患者住院质量，规范医生诊疗行为，确保医疗安全。针对某一疾病建立一套标准化治疗模式和治疗程序，系统按路径执行，并自动确认已完成诊疗活动。当路径在执行过程中发生变化时，系统对临床路径的变异提供循证支持，从而使变异更加可控、灵活。

2.1.5.5　会诊管理系统

会诊管理系统一般会嵌入医院现有的电子病历系统，一切会诊流程如申请时间、会诊类型、会诊医师、会诊时间等凡是会诊流程涉及的元素均需进行有效管理。

2.1.5.6　单病种质量管理系统

1980 年我国首次提出病历分类分级医疗质量管理，为单病种医疗质量管理奠定了基础[4]。单病种质量管理是以病种为管理单元，全过程的质量管理，可以进行纵向（医院内部）和横向（医院之间）比较，采用在诊断、治疗、转归方面具有的共性，且某些医疗质量数据具有统计学性质的指标，可以用来进行质量管理评价。它有利于医院进行宏观医疗质量管理,同时对各病种组成的相对独立的不同医疗质量单元进行准确评价、分析,并形成相互比较、相互影响,因而有利于提高医院整体医疗质量和管理水平。

2.1.6　医保管理系统

医保管理系统对医保费用进行精细化管理,成为控制医保费用的有效工具,可以有效地避免骗保,防止医保经费浪费。

2.1.6.1　门急诊医保管理系统

为了有效管理患者在就诊过程中医保费用的使用,系统根据医保规定制定了许多管理和校验措施。系统在建档环节对患者绑定医保卡进行限制,确保一张医保卡只能登记一张身份证的信息。在医生开具处方环节,系统根据规定对处方进行医保校验,在缴费过程中同样也加入校验环节。

医保管理系统实时或定时从上级医保部门下载更新的药品目录、诊疗目录、服务设施目录、黑名单、各种政策参数、政策审核函数、医疗保险结算表、医疗保险拒付明细、对账单等,并根据政策要求对药品目录、诊疗目录、服务设施目录、黑名单进行对照维护。

2.1.6.2　住院医保管理系统

住院部门的医保管理系统功能大体相同,主要包含控制患者类别的功能,防止医保患者信息出现错误,在医嘱开立时进行医保规则校验,防止产生违规费用。

2.2　患者管理服务系统

2.2.1　智能导医系统

智能导医系统的构建能营造一个良好的就医环境,有效地保护患者隐私,减少交叉感染的概率。医护人员通过智能化呼叫、分诊排队、各类智能提醒等一系列智慧服务管理,为患者提供更加精准和个性化的服务,使患者候诊/就诊更便捷,医院服务更高效。

2.2.2 自助服务系统

有限的医护人员资源使得"一医一患"难以实现,患者在就医问诊过程中遇见的问题不能及时得到解决,老生常谈的"三长一短"(挂号时间长、候诊时间长、取药时间长,就诊时间短)问题也时有发生。借助信息技术和物联网技术,在医院各楼层的合理位置放置自助服务物联网终端设备,患者可以自助操作,如挂号、缴费、信息查询、打印报告单等。人机自助交互大大地提高了工作效率,也提升了服务的水平和质量,在一定程度上弥补了医护人员资源短缺的问题,缓解了服务岗位的压力。院内自助服务系统主要包括药品查询、收费查询、医院指南、门诊信息、专家介绍、医院介绍、导医指南、费用查询八个部分;同时,利用屏幕播出健康宣教、公益广告等方面的宣传视频。

2.2.3 患者关系管理系统

患者关系管理系统的两大主要模块是患者咨询系统模块和患者随访系统模块。两个模块分别为患者提供就医前和就医后的服务。

患者咨询系统主要依托互联网工具为患者提供诊前就医指导的相关服务,为患者提供及时有效的医疗信息、医院简介、专家推荐、就诊指南等,让患者能够高效地享受医院提供的医疗服务。

患者随访系统的构建以电子病历为基础,为患者建立个人健康信息档案,医院可以根据患者的就诊次数、医嘱诊断、手术情况等信息对患者进行随访和动态跟踪。

2.3 医技科室系统

医技科室是指运用专门的诊疗技术和设备,协同临床科室诊断和治疗疾病的医疗技术科室,它为临床科室提供诊断技术支持。医技是衡量一个医院医学技术水平发展的重要指标之一,医技系统则是医院信息化建设过程中必须加强优化的重要部分,包含患者就诊的诸多环节,是涉及多科室、多情景、多流程的复杂系统[5]。

2.3.1　影像存档与通信系统

影像存档与通信系统(picture archiving and communication system，PACS)是医院信息管理系统中的重要组成部分。PACS 是应用于医院数字医疗设备(如放射检查、核医学检查、超声检查、内镜检查等设备)所产生的数字化医学图像信息采集、存储、管理、诊断、信息处理的综合应用系统。

2.3.2　检验管理系统

实验室信息系统(laboratory information system，LIS)提供了检验业务全流程信息化管理，现阶段也渐渐采用人工智能手段来处理大信息量的检验工作。

LIS 充分利用了条形码技术，与门急诊、住院医生/护士工作站联网，建立开放式的网络数据库平台。

该系统与 HIS 高度集成，在整套流程上实现检验申请，患者准备，患者识别，临床标本的采集、运送、保存、处置以及检验结果/报告的确认、解释和保存，实现信息的互联互通，同时也支持医院的科研及教学工作。

2.3.3　放射科信息管理系统

放射科信息管理系统(radiology information system，RIS)是在放射检查科室使用的管理信息系统，通常包括登记预约、分诊、就诊、影像诊断、报告审核等流程[6]，可以提供放射科各项信息的查询，并进行统计分析。RIS 与 PACS 互联互通，共同建立了医院数字医疗设备与影像报告的联系。与此同时，医院的放射科信息管理系统是否能够正常运转关系到医生诊断、制定医疗方案等关键流程。因此，对 RIS 的日常维护和及时维护至关重要[7]。

2.3.4　超声管理系统

超声管理系统是利用网络把超声设备连接在一起组成的 PACS，该系统支持预约登记、分诊叫号、图像采集、归档、处理、动态影像、诊断、报告、统计、信息维护、系统管理。系统在方便检查的同时，还能进行数字化储存、检查预约、就诊管理、科室管理、科学统计与查询、刻录、图文报告管理等网络化管理,支持超声检查的质量控制等。

2.3.5　内镜管理系统

内镜管理系统集内镜、腔镜、纤维支气管镜影像的高清晰采集、处理、录像、诊断、编辑、图文报告、病历管理、统计分析、临床浏览、点播、质控于一体,能够支持电子申请单等无纸化流程。系统在方便检查的同时,还能进行数字化储存、检查预约、就诊管理、科室管理、科学统计与查询、刻录、图文报告管理等网络化管理,支持内镜检查的质量控制等。

2.3.6　病理信息管理系统

病理信息管理系统是病理科专科信息管理软件,病理科借助系统实现数字化管理。病理信息管理系统实现病理标本登记、取材信息管理、切片信息登记、病理诊断、图文报告、特检信息管理、归档管理等科室业务的全部工作流程。系统在方便检查的同时,还能进行数字化储存、检查预约、就诊管理、科室管理、科学统计与查询、刻录、图文报告管理等网络化管理,支持病理检查的质量控制等。

2.3.7　电生理管理系统

电生理检查是以电、声等形式的能量刺激生物体,测量、记录和分析生物体发生的电现象,检查包括心电图、脑电图、经颅多普勒、肌电图、动态心电图、运动平板测试、电测听等。

电生理管理系统是实现对各种心电、电生理设备的信息采集、储存、管理,同时提供人性化的报告编辑系统。

2.3.8　手术麻醉系统

手术麻醉系统用于麻醉科室记录和管理医院手术患者的手术麻醉信息,覆盖患者术前、术中、术后,直至出院的全过程。

术前手术申请,术中实时收集手术麻醉过程中的患者数据,这些信息可实现与院内其他信息系统数据的共享和集成。系统面向医护人员开放,解决了手术患者的诊疗信息电子化记录问题,提高了医护人员的工作效率,也规范了麻醉科和手术室的工作流程,保障了手术麻醉操作的规范化和安全性。

2.3.9 重症监护系统

重症监护系统是以危重患者为中心，以医护为主体，为治疗护理等业务提供信息处理支援的系统。重症监护室（intensive care unit，ICU）较特殊，需要集合专业知识、专业技术以及先进的监测和治疗手段对危重患者进行严密观察，予以及时、有效的治疗和护理，所以 ICU 对医疗护理信息的准确性和及时性的要求就更高。

重症监护系统主要通过与相关设备的集成，与 HIS 的整合实现重症患者信息的自动采集和共享。重症监护系统覆盖与重症监护相关的各个临床工作环节，可实现重症病房的日常工作标准化、流程化和自动化。

2.3.10 体检管理系统

体检管理系统是专门用来管理体检者各种信息的系统，通过提取相关检测仪器数据，将检测结果记录到计算机系统中，建立体检相关的档案，并进行系统分析统计和预判。体检系统一般采用模板导入体检者信息，再根据体检者或者体检单位的要求快速开出体检项目；待所有的体检项目结果回传到体检系统后，系统会根据医生预先设好的知识库生成综合建议，总检医生再根据体检者的体检数据，在系统已经生成报告的基础上，加上自己的诊断意见，最终生成体检报告。

2.4 医院运营管理系统

2.4.1 人力资源管理系统

人力资源管理是指医院根据自身需求对人力资源进行整合、调控以及开发的过程，对"进、管、出"三个环节进行管控，尽可能地发挥员工的价值，调动员工的主观能动性。医院人力资源管理的信息化是目前行业的大趋势，人力资源管理系统的运作关乎每一位医务人员的职业发展，也是体现医院整体管理水平的关键一面[8]。

医院人力资源管理的信息化，就是利用一切可利用的信息资源，利用现代信息技术的网络化、数字化、智能化手段,推动人力资源在更深、更广层次上的开拓。其基本功能包括系统登录功能、人才招聘功能、员工管理功能、考勤管理功能、薪酬管理功能、绩效管理功能等。

2.4.1.1 系统登录功能

系统登录一般来说就是输入用户名和密码,后台会进行身份验证。普通员工和管理层的权限是不同的[9]。

2.4.1.2 人才招聘功能

人才招聘模块供申请用人部门线上提交申请、审评审批并实施发布,应聘者可以在线投递简历,进行职位申请。系统能够对这些信息进行储存分析、标记并分类。在系统中的人才信息将会作为医院的人才库招聘储备保存,方便人力资源部门对拟聘人才进行集中管理,可以提升人力资源的工作效率。

2.4.1.3 员工管理功能

人力资源部门员工管理也就是人事档案管理,是人力资源管理的重要组成部分;主要涉及医院员工的学历背景、学习培训经历、思想政治情况、工作履历、奖惩情况等,是对人才个人经历的全面记录。医护人员在进行职称评定、职位晋升时,均需要提供并参考人才档案[10]。

2.4.1.4 考勤管理功能

考勤管理模块主要是记录员工的工作时长,这与后续的绩效考核和薪资发放有直接关系。一般来说,考勤管理系统可以自定义考勤规则,按照法定节假日计算应出勤时间,上下班打卡时间等。可以在线提交请假申请,经部门负责人及人事部门审批后,按照相应的请假规则计算实际的出勤时间,并基于此核算薪资。

2.4.1.5 薪酬管理功能

薪酬管理模块可以将员工的岗位职级与薪资待遇等对应起来,可以定义不同岗位对应不同的薪资待遇。当涉及员工的实习、入职、转正、转岗等情况时,系统会按照设定的规则进行相应的调整。人力资源的管理人员还可以依据不同的科室、岗位、职级进行薪酬待遇的统计分析,既方便内部管理,又增加了薪酬透明化的程度[11]。

在未来发展的过程中,医院会越来越注重信息资源的互联互通,提升医院人力资源精细化的管理水平,从而规范业务流程管理,推动人力资源的科学管理。

2.4.1.6　绩效管理功能

绩效管理模块提供目标卡管理、关键绩效指标(key performance indicator,KPI)指标管理、平衡计分卡(balanced scorecard,BSC)指标分解管理等多种考核指标管理工具。在考核标准制定中,设置不同部门、人员、岗位的目标考核指标,设置不同层次的量表考核指标权重,能够从不同角度对考核的结果进行统计和分析反馈,考核结果与绩效联动。

2.4.2　财务管理系统

医院的财务管理是医院管理的重要组成部分,在医院的日常运营中扮演着计划预算、监督管控、成本效益核算等角色。在目前新医改力度不断加大的背景下,医院更需要落实并加强财务管理,才能真正提高行业竞争力。医院财务管理的信息化是实现高效处理财务数据的有效途径,也是精确控制医院成本、提升医院效益的必经之路[12]。

医院的财务管理一般包括医院的预算管理、会计核算管理和成本核算管理,从而实现医院全面预算管理,进而提升会计核算能力,建立全成本核算体系,有效控制成本。

2.4.3　预算管理系统

医院的预算管理系统,紧密围绕医院的战略目标,面向基层责任单元,帮助医院进行全面、科学、精细、灵活的预算管理,是专门针对医院的管理特点研制开发的系统,实现对预算的编制、执行、监控、分析、反馈、决策等环节的全面控制。系统与医院其他系统,如成本核算系统、绩效考核系统、人力资源系统等其他模块,实现数据共享,帮助医院加强各项支出的事前控制、事中监控、事后分析,充分体现预算管理在医院经济管理中的主线地位。

2.4.4 物资耗材管理系统

物资耗材管理系统首先应建立物资分类管理规范,并进行供应商管理和安全库存管理,完成医院对耗材日常业务的采购入库、退货、领用、退库、盘点、来往账款等管理工作。同时可以通过物流管理与 HIS 实现数据交换,使管理人员能够及时、准确地了解到所需要的信息,动态监测各科室耗材使用情况,帮助医院更有效、更全面地管理耗材。

2.4.5 固定资产管理系统

固定资产(包括医疗设备、后勤设施设备、办公家具等)是医院顺利开展医疗服务和提高医院运行效益的保证,是确保医院可持续发展的重要手段。固定资产系统的核心就是建立资产卡片,结合条形码、二维码技术,对资产的入库、退库、科室领用、科室退库进行统一的管理。有些固定资产需要维修和保养,该系统也应具备对固定资产的维修保养等日常工作的记录,提供对设备的维修、保养、计量的计划管理与提醒等方面的支持。

2.5 医院行政管理系统

传统的医院行政管理采用纸质的资料,其中文档的建立、整理及保存会浪费大量的人力、物力,处理效率低下。将数字信息化引入医院行政管理体系,可以极大地提高医院行政管理的效率;具体涉及办公自动化、医疗事务管理、客户关系管理等方面,使得业务流程标准化、透明化、可追溯,简化行政手续,降低成本[13]。

2.5.1 办公自动化系统

办公自动化(office automation,OA)系统是医院行政管理系统的重要一环,主要服务于医院内部的职工,涉及个人门户、流程协作、系统通知等模块。OA 系统的运用,是实现无纸化办公重要的一步,真正将人们从繁杂的审批流程、表格填写流程中解脱出来。通过章程化、流程化的设计,日常文档的处理、不同部门之间的项目协作更加流畅,人力、物力成本的投入降低,工作效率提升[14]。

2.5.2　门户网站

随着互联网技术的不断发展与渗透，人们获得信息的渠道也越来越多。寻医问药之前可以先查阅医院官网或者微信公众号，快速获取需要的信息。因此，门户网站也成为医院对外展示的窗口，结合医院介绍、科室介绍、医生介绍，具备在线预约挂号、查看检查报告等功能，建立医院和患者之间信息沟通的平台，既能方便患者查询就诊，又提升了医院服务的宣传度和透明度。

目前，较为常用的展示途径有：①基于 Web 技术展示，主要是 PC 端的网页浏览界面；②基于 H5 技术展示，主要是手机、平板电脑等移动端的浏览界面；③基于微信公众号、小程序等工具实现的微门户展示。将这几种展示途径综合运用，才能更好地服务用户[15]。

2.5.3　医疗事务管理系统

近些年医学技术的迅猛发展也催生了医疗事务管理方面的巨大需求，尤其是三甲医院门诊和住院人流量激增，内部管理压力逐步增大。医疗事务管理系统可以有效地缓解繁重的审核审批、纸质资料保存等带来的压力。一般的医疗事务管理包含医疗业务审批、医务人员资质管理、医生医德考评等信息。将过去的纸质资料结合业务流程，转化成线上的流程，按照实际需要提供在线服务，既可方便、快速地进行信息的收集、整理、归纳、总结，又可以进行资料的可追溯化。医疗事务管理的信息化最直接的效益在于使得管理流程标准化、线上申请便捷化，使得医护人员可以将更多的时间放在患者的管理上，实现以患者为中心的医疗服务环境[16]。

2.5.4　护理管理系统

在临床实践中，护理所占的时长远大于医生面对患者的时长，因此优化护理流程，沟通并协调医疗资源和患者之间的矛盾，显得尤为重要。专业化的护理管理系统包含护理人员为患者护理过程中所产生的一系列电子记录，并将这些信息进行记录、处理和保存，从而形成护理质控闭环。一般来说，护理管理系统主要包括护理医嘱执行、护理电子病历、护理交班、护理不良事件上报、危急值事件处理、护理工作绩效分析、输液巡回、护理三级质控查房、患者管理、基本信息维护等内容。护理管理系统实现临床护理服务患者的信息记录、管理、储存等全工作流程数据的共享,满足了护理信息化的诉求[17]。

2.5.5　客户关系管理系统

客户关系管理属于市场营销领域范畴,将这一概念引入医院管理系统,称之为医患关系管理,这是一种以患者为中心的管理理念。将患者关系管理与信息技术相结合,运用电话、短信、呼叫中心等媒介,实现医院与患者之间的沟通交流。该系统包括线上预约挂号、智能随访、患者资料分析等模块,从而更好地记录追踪患者信息,了解患者状况,建立专属健康档案。随着医疗信息化的不断发展,医护人员花费在处理繁杂事务上的时间正在逐步减少,与患者沟通、交流的时间逐渐增多,这有助于医院和患者之间的沟通交流,增加互动,缓解医患矛盾[18]。

2.6　医院后勤管理系统

后勤部门是为医院组织运营提供支撑保障的部门,关系到医院资源的配置和日常运作的流畅程度。医院后勤管理主要涉及房屋、医疗设备等的维护,空调、机房等设施、设备的维修保养,医疗垃圾、生活垃圾、污水等的分类处理,医院治安管理、消防管理、通信网络建设与维护等。后勤管理系统的建设要结合医院后勤业务流转的实际情况来进行,尽量缩减处理流程,简化界面操作。医院后勤管理的流程化、标准化有助于医疗工作的顺利开展,实现责任到人,最大限度地降低能耗、节省资源、优化资源配置、提升后勤服务水平[19]。

2.6.1　智慧消防管理系统

消防安全是医院后勤保障的重中之重,为了提高医院消防安全管理的质量和效率,需要建立智慧消防管理系统。智慧消防管理系统包括消防安全隐患巡查、用电安全监测、建筑消防用水监测、火灾自动报警云监测等功能模块。

消防安全隐患巡查是指建立近场通信(near field communication,NFC)消防安全巡查点,做到以下几点。①重点必检。在院区消防安全重点部位及消防设施处张贴 RFID(射频识别)标签,建立认证标识,并利用 NFC 手机或蓝牙读卡器扫描标签完成检查,即时上传数据。②检过留痕。自动记录巡查人员、维保人员及现场检查时间、检查痕迹、发现隐患等,彻底改变巡检工作不到位、检查记录不真实等问题。③智慧引导。扫描后系统自动显示检查标准、内容、方法,改变巡检人员的检查方式,避免对检查内容的不知晓、不会查、不愿查、随意查等现象。④整改可视化。及时知晓隐患原因,实时查看整改过程。

用电安全监测是指在配电柜中加入前端感知设备(电气火灾监控探测器、电流互感器、电压互感器、剩余电流互感器以及温度传感器等),实时采集电气线路的剩余电流、导线温度、电压和电流参数。电流互感器监测被测线路电流的运行情况。电压互感器监测被测线路的电压情况(电压过高、欠压)。剩余电流互感器监测被测线路(漏)剩余电流的运行情况[是否存在(漏)剩余电流超标的隐患]。温度传感器监测被测线路温度的运行情况(是否存在线路运行温度超标隐患)。

建筑消防用水监测是指实时掌握水压、水位变化,实现可视化管理,确保消防用水运行正常。利用物联网传感技术,实时采集高位水箱、低位水池、室内消火栓最不利点、自动喷淋最不利点的压力、液位等实时运行数据,进行在线监测。系统预设报警值,当液位、液压低于报警值时,系统自动将报警信息推送到手机端、电脑端,相关负责人可随时查看具体情况,确保发生火灾时有水可用。

火灾自动报警云监测是在原有设备基础上加装信息传输装置,采集火灾报警控制柜内的报警信息,上传到智慧消防安全服务云平台,还可以将报警信息发送到单位消防安全管理人的手机端和电脑端,消防安全管理人可通过手机端指派值班人员前去处理。

2.6.2　安全监控系统

安全监控系统可实时监视各子系统设备的运行状况,并在地图上显示。打开相关的页面,可实时看到所管理的任何一个子系统的任一个设备或关键点的状态,这些信息在页面上以图形、文字、动画的方式显示出来。系统具有接管集成接入各子系统的操控能力,具备操作、监控、设置、修改、查询等功能。各子系统的运行状态、历史信息保存在数据库中,可以生成管理员所需要的各种统计图表,并能进行运行状态趋势分析。此外,使用者可在电子地图上实现对设备的操作。

2.6.3 医疗废物管理系统

医疗废物管理系统是基于云计算、物联网、蓝牙等技术,结合《医疗废物管理条例》而成的医疗废物智能管理系统。通过对医疗废物的收集、分类、贮存等环节实现医疗废物在医疗机构全过程的可视化监管,从而提高医疗废物管理的规范化、系统化、科学化和现代化。

医疗废物管理系统的运作流程如下。①病区专职人员使用扎带封装科室医疗废物。②医废收集人员通过手持设备扫描科室 NFC 进行定位,选择医疗废物类型并进行第一次称重,然后选择打印包含科室名称、医废类型、医废重量、条形码的标签并粘贴,操作完毕后选择提交,现场拍摄科室人员工牌信息。③医废收集人员将区域内医疗垃圾运送到全院暂存处,暂存处人员进行条码扫描然后称重。扫描过程中如发现丢失情况,系统能查询丢失的医疗废物最后一次操作地点,供收集人员查找。④医废处理公司来转运医疗废物时,暂存处人员扫医废条码并称重确认出库,根据医疗废物出库详情打印出库清单,双方签字确认完成医疗废物转运。

2.6.4 设备维护报修管理系统

医院的设备维护报修实行一站式报修管理,院长掌握设备全生命周期情况,实时查看全院重点设备运行情况,设备异常报警推送;维修班长甄别设备异常状况,制订设备使用计划,监督值班人员定期巡检;值班人员远程监控、巡检设备情况,必要时现场巡查,出现异常时及时报警、报修,维修结束后查看设备是否恢复;医护人员及时报告设备异常情况,查看设备维修进度。系统支持查看用户应用情况,例如查看本科室维修耗材总报表和各个维修工单耗材报表。

2.6.5　物资管理系统

后勤物资管理系统的建立使物资申领、审批由原来的手工方式转变为网上办公方式,便于实时查询科室的物资申领情况,并且可根据科室需求的紧急程度安排配送,实现从物资采购到物资流通的实时管理,避免物资在流通过程中丢失,增强了后勤物资的供应保障能力。

参考文献

[1] 谢娟.以电子病历为核心的门诊信息化建设[J].现代医院管理,2011,7(21):21-22.

[2] 朱水清.信息化系统在门诊注射室皮试管理中的应用[J].齐鲁护理杂志,2016,11(22):22-22.

[3] 孙宜南,胡文哲.移动护理信息系统在临床护理工作中的应用及体会[J].中国临床研究,2015,28(9):1262-1264.

[4] 黄虹,邵建华,邹玉蓉.基于临床数据中心的单病种质量管理系统设计与实现[J].中国数字医学,2016,11(2):31-33.

[5] 浦怀,李胜位,田华,等.医技科室系统化联网的必要性初探[J].河北中医,2011,33(2):320.

[6] 王森法,陈丹红.数字化医学影像学信息系统在放射科质量管理中的应用[J].中医药管理杂志,2019,27(3):54-55.

[7] 侯锋.放射科信息管理系统日常维护及故障应对[J].硅谷,2012(1):161-167.

[8] 姚莹燕.医院人力资源管理系统信息化重要性及应用研究[J].现代经济信息,2016(12):77.

[9] 刘晓昙.医院人力资源管理系统信息化重要性及应用浅谈[J].中国医疗器械信息,2019,25(6):176-177.

[10] 马超燕.医院人力资源信息管理系统的建设分析[J].现代商业,2013(29):61.

[11] 叶崇雄.医院人力资源薪酬管理创新的必要性和途径分析[J].科技经

济导刊,2019,27(36):215-216.

[12] 姜广新,邵宇波.现代医院财务管理系统建设分析[J].中国总会计师,2019(3):127-129.

[13] 杨志勇.谈公立医院行政管理中的现状与对策[J].东方企业文化,2014(1):239.

[14] 程曦.医院行政管理中的OA系统应用[J].电子技术与软件工程,2018(5):180.

[15] 王娜娜,居益君,倪培耘.以患者为中心的新型医院门户网站建设[J].江苏卫生事业管理,2016,27(1):134-135.

[16] 杨煜,王建设,魏波,等.医务人员技术档案管理信息系统的构建与应用[J].中国数字医学,2018,13(9):63-64,84.

[17] 曹晓颖.医学信息系统在医院护理管理中的应用价值研究[J].信息系统工程,2020(8):50-51.

[18] 赵亚龙.医患关系管理系统(HCRM)的开发[J].现代医院,2012,12(7):135-136.

[19] 王涛.建设数字后勤提高医院后勤管理水平[J].中国设备工程,2018(22):36-37.

第 3 章

信息集成平台和临床数据中心建设

3.1 医院信息化发展及标准化建设现状

医院信息化发展及标准化建设进展缓慢,所取得的成绩较为有限的主要原因是医院信息化发展及标准化建设在进展过程中出现各种问题,制约了医院信息化发展及标准化建设的推进。为明确其存在的问题,主要采取的方式是对其实际的发展建设过程进行探究,对具体问题进行具体分析,确定主要的制约因素并进行具体的探讨研究。

3.1.1 医院信息化发展及标准化建设的复杂性

医院信息化发展及标准化建设的首要制约因素是医院的复杂性,各个城市之间医院的信息化程度明显不同,导致各个城市的医院发展水平差距越来越大。复杂性主要体现在医院的结构、发展资金投入、规模及患者数量都不尽相同,这就进一步增加了医院信息化发展、标准化建设的难度,医院之间的信息化发展、标准化建设如果存在过多的差异,会导致其进展结果的价值在一定程度上有所丧失,体现在患者转交过程中无法及时传送信息,导致患者治疗延迟。这对于医院的发展而言,也是相对不利的。

3.1.2　医院信息化发展及标准化建设的技术局限性

医院信息化发展及标准化建设还存在的制约因素就是技术的局限性。信息化发展及标准化建设过程需要依靠先进的计算机技术、网络技术以及相应的程序设置,在此过程中所涉及的知识面较广、内容较多,发展较为困难,新技术的使用以及旧技术的更换也是极为烦琐、复杂的,而技术的落后还会导致医院信息化发展及标准化建设过程中所进行保存及传输的信息出现损耗、丢失等,这对医院的管理与发展极为不利;对于患者而言,也是一种风险。

3.1.3　医院信息化发展及标准化建设的对象、目的不明确

信息化、标准化的对象不明确,信息化发展、标准化建设的目标不清晰,是医院信息化发展及标准化建设存在的一个较大问题,也是严重阻碍其发展的一个因素。这直接导致在医院信息化发展及标准化建设过程中信息化的内容没有主次之分、信息化的条理性缺乏、信息化的层次性缺乏、标准化建设的内容杂糅、标准化建设的实用性降低等,对医院的进一步管理以及医院对信息的获取效率都有相应的负面影响。信息化发展及标准化建设对象、目标不明确的主要原因就是医院对信息化、标准化的主旨不了解,以及院内责任感、人文精神的薄弱化。

3.2　医院信息化发展及标准化建设研究

3.2.1　医院信息化发展及标准化建设的技术研究

信息化相关的技术是医院信息化发展及标准化建设的基础,因此,在医院信息化发展研究过程中首先需要通过研究技术来实现进一步的发展。医院信息化发展及标准化建设的技术研究方向是相关信息化技术、网络技术以及程序设置,确定这些技术存在的问题,并针对所存在的问题确定相应的技术研究方向,再结合相应的先进技术进行实际发展,最后确定具体的符合特定医院的信息化技术和网络技术并进行具体的应用,观察、记录应用效

果,最后进行微调,记录其步骤及过程,为下次调整节省时间和成本,最终在此基础上使医院的信息化发展及标准化建设处于持续发展的状态。

3.2.2　明确医院信息化发展及标准化建设的对象、目的

医院必须以患者为主,也就是常说的以人为本,因此,医院信息化发展及标准化建设的主要对象就是患者的相关资料及针对患者的相关信息。改变医护人员的相关观念,使得医护人员形成患者是医院主体的观念,在此基础上发展医院信息化、标准化,主要操作输入、编排患者的相关信息,再分门别类。在完成患者信息的信息化以及标准化后,输入医院的其他信息,如设备、工作安排等,以达到信息化的完善程度高、信息化的利用效率高的目的。

3.2.3　医院信息化发展及标准化建设的人才培育

医院信息化发展、标准化建设中所需要的推动力就是相应的人才,主要通过确定人才需求的方向,再针对本院相关工作人员开展培训。培训的主要方式就是教授信息化发展、标准化建设的手段、方式、研究方向、相关知识,在相关工作人员较为全面地掌握所授知识后,再接受专业人员的带领与指导,使得本院该方面人才的数量增长,进而使得医院信息化发展、标准化建设得到相应发展。

3.3　信息集成平台

信息集成平台能够将复杂的、异构的业务信息系统通过总线模式连接起来,是各个医疗业务系统进行信息交互的核心[1],要充分发挥集成平台的桥梁和纽带作用,实现医疗运行数据的交互和利用,医疗信息交换标准和集成规范则是集成平台发展的中心问题。因此,医院应下定决心,按照国家卫生健康委员会、省级卫生健康委员会的要求,开启医院信息系统互联互通等级测评的建设。有了前期建设集成平台的工作基础,通过完善各业务系统,按照相关标准规范、数据标准和格式,进一步完善数据中心,能够为数据挖掘、医疗智能提醒、管理决策,乃至院内外数据的充分共享等提供支持,从而更好地适应医院和区域卫生事业的发展。

一个完善的医院信息系统（HIS）通常由许多子系统组成，涉及众多的专业领域。然而，这些系统通常随着医院的发展需求变化而逐步建设，且来源于不同的厂家，基于不同的技术，缺乏统一的信息交换标准，逐渐成为制约医院数字化发展的主要障碍。传统互联网是在各系统之间做接口，然而众多接口会给 HIS 的稳定性、安全性、可靠性及效率等带来巨大的隐患，同时使医院的运行维护成本成倍增长。在此背景下，通过医院信息集成平台代替数量众多的点到点数据接口，保障医院各信息系统稳定运行；同时，对外提供一个统一的信息出口，逐步建立统一高效、资源整合、互联互通的信息平台，实现数字化医院建设的战略目标。集成平台的核心是基于消息引擎的医疗企业服务总线（ESB）建立的，通过医疗信息交换第七层协定（HL7）消息和 Web 服务方式实现各应用系统之间的连通、业务流程的协调、异构数据的交换；由集成平台完成各类业务数据的采集、转发、解析、存储和使用，具有良好的可扩展性，可减少系统数据冗余，提高系统稳定性。集成平台还为各业务系统提供主数据服务，建立统一规范的数据字典，供各系统调用，实现各应用系统间临床数据的统一，保证在就医过程中患者数据的完整性。通过集成总线把临床数据归集到临床数据仓库中，并通过统一门户和电子病历联合浏览，供医生快速调用，提高数据的利用率，并通过建立各种主题的视图和索引，服务于临床科研。

3.3.1 医院信息集成平台的实现

3.3.1.1 开发技术

为了使集成平台易于使用、管理及部署，采用基于面向服务的体系结构（service-oriented architecture，SOA）的开放架构。通过 ESB 调度各系统发布和订阅服务，对外提供和获取信息。医院集成平台数据采集基于转换适配器集成引擎开发，主要以满足临床、医疗服务和医院管理信息的共享和协同应用为目标，采集相关业务数据，并对各业务系统提供数据交换服务；提供支持 HL7 标准的信息传输机制，建立平台的服务动态松耦合机制，为集成历史系统和新建基于 SOA 的应用系统的服务集成提供支撑。在此基础上，开发面向应用的业务适配器组件，实现各集成应用之间可管理的接口透明化，保证服务之间信息能可靠传送。

3.3.1.2　建设内容

浙江大学医学院附属第四医院的数据集成平台业务总线引擎采用 Orion 信息集成中间件,该信息中间件是支持 HL7 v3 RIM 模型的中间件引擎,遵从国家卫生健康委员会最新 HL7 临床文档结构标准,能实现信息传输与 XML 标准格式转换,可通过协议适配器支持不同接口数据连接,拥有智能路由、数据同步、安全管理等功能。信息交换平台采用数据总线技术,实现不同系统之间互联互通的路由、交换、协同工作,包括在数据传送过程中实现协议转换、数据格式转换等。支持同步复制组件以实现不同应用系统之间、数据中心与业务系统之间、数据中心与区域平台之间的数据同步与更新。各个具体的业务系统通过适配器连接到信息交换平台进行业务数据收发,适配器起着耦合信息交换平台与具体业务系统的作用。按照 SOA 的设计理念,通过适配器的方式实现对异构系统的集成接入,将业务系统与集成平台间交互的功能组件封装成"服务",实现平台接入服务部件的灵活部署。

3.3.2　集成技术平台建设

3.3.2.1　数据交换平台

SOA 系统是一种企业通用性架构。面向服务的架构是一个组件模型,它将应用程序的不同功能单元(称为服务)拆分,并通过这些服务之间定义良好的接口和契约联系起来。接口是采用中立的方式进行定义的,它应该独立于实现服务的硬件平台、操作系统和编程语言,这使得构建在各种各样的系统中的服务可以以一种统一且通用的方式进行交互。

面向服务的架构,它可以根据需求通过网络对松散耦合的粗粒度应用组件进行分布式部署、组合和使用。服务层是 SOA 的基础,可以直接被应用调用,从而有效控制系统中与软件代理交互的人为依赖性。

SOA 是一种粗粒度、松耦合的服务架构,服务之间通过简单、精确定义接口进行通信,不涉及底层编程接口和通信模型。SOA 可被看作 B/S 模型、XML/Web Service 技术之后的自然延伸。

SOA 能够帮助软件工程师们站在一个新的高度理解企业级架构中的各

种组件的开发、部署形式,它将帮助企业系统架构者更迅速、更可靠、更具重要性地架构整个业务系统。较之以往,以 SOA 架构的系统能够更加从容地面对业务的急剧变化。

SOA 改变了传统的软件架构,可以提供比传统的中间件产品更为廉价的解决方案,同时还可以消除不同应用之间的技术差异,让不同的应用服务器协调运作,实现不同服务之间的通信与整合。SOA 主要有以下几个特点。

(1)基于 SOA 建设

服务总线是实现全院级应用系统业务互联互通的基础,支持主流的开放标准和规范,提供可靠的消息传输机制,建立服务之间的通信、连接、组合和集成的服务动态松耦合机制,为系统的应用服务集成提供支撑。在此基础上,开发面向应用的业务适配器组件,实现各集成应用之间可管理的接口透明化,为企业应用提供便捷、一致、安全并符合标准的丰富接口,保证服务之间信息的可靠传送,实现不同操作系统,不同数据库、中间件运行平台及基于这些平台开发的应用软件的服务集成。

基于企业服务总线的各业务系统间的数据交换应包括各业务系统与集成平台的数据交换请求及应答服务、消息发布、订阅等服务。各业务系统间应能够通过企业服务总线实现数据交换。

(2)平台支持 HL7 标准

HL7 接入服务提供 HL7 接口用于连接院内的各个应用系统,目前数据交换平台支持 HL7 v2、HL7 v3。

(3)传输可靠

消息平台可以保证数据的稳定、可靠传输,做到"传且只传一次""不重复、不漏包",即数据"到且仅到一次",实现高效、稳定、完整传输。支持各种各样的服务质量等级和通信模式,有同步[例如 SOAP(简单对象访问协议)]和异步[例如 MQ(消息队列)]两种通信模式,支持"点到点的消息队列"和"发布/订阅(Pub/Sub)"消息模式,以及各种交付保障、集群支持、HA(高可用性集群)和故障隔离、各种保障和交易策略等。

(4)支持多种传输模式

支持一对一、一对多与多对一的数据传输模式,支持分支、合并,并在分支、合并时支持本地上下文,允许根据消息、消息上下文指定的值分岔,或根据调用的操作分岔,通过消息路由,分支自动同时执行,然后自动把各分支服务的响应合并,形成一个统一的服务结果返回。

数据交换平台提供主数据管理平台、患者主索引、消息平台、服务管理平台和监控平台。

3.3.2.2　主数据管理平台

主数据管理主要用于对医院信息化系统中通用的字典进行标准化的定义,如诊断、手术、收费项目、科室等,从而实现通用字典表的统一管理。主数据标准化管理,可以实现在医院不同业务系统之间使用同一套业务标准,促进数据的互联互通。主要功能包括基础字典管理、术语管理、数据映射、字典自动更新等,具体如下。

(1)基础字典管理

通过主数据管理系统实现全院基础数据如人员、医疗机构、科室、收费项目等数据的集中管理,保证全院区使用同一套基础字典。

(2)术语管理

根据国家卫生健康委员会数据标准规划,术语管理内容包含术语字典名称、编码、版本、标准来源、标准更新日期。术语字典涵盖了疾病编码、手术编码、卫生数据值域编码及数据集管理。

(3)数据映射

提供数据映射功能,在不改变业务系统的情况下,平台自动将业务系统的术语及字典映射为标准字典,保证全院数据标准统一,促进数据互联互通。通过映射管理实现非标准基础数据到标准数据的映射,该功能提供了两种映射方式:自动映射和手动映射。在映射表中可以快速查看映射后的结果数据。

(4)字典自动更新

建立主数据同步和统一管理机制,实现统一的数据定义、授权使用和变更传播,达到数据集中管理、降低接口成本和维护成本的目的。当平台字典更新时,平台会通过消息平台及时发送消息通知各个业务系统,以保证消息准确、及时传递,数据及时同步。

3.3.2.3　患者主索引

目前,在现有的医院信息系统中,住院患者以住院号为轴,贯穿整个住院流程并集成患者的诊疗信息[2]。门诊患者以当次就诊的就诊号为轴,贯穿整个门诊流程并集成当次门诊的诊疗信息。患者每次门诊的就诊号不同,可能导致患者的门诊记录变成"死档";同一患者的住院号和门诊号不同,可能会导致患者的住院信息和门诊信息难以整合和共享。另外,在其他业务系统中也会因患者信息录入不统一,出现录入错误的情况,导致患者信息分散,无法共享。

随着医院互联互通测评的开展,出于业务系统的需要,为了提高医疗质量和效率,减少差错,降低医疗事故和纠纷发生率,"以患者为中心"的医疗服务正在开展。因此,在医院内部,通过患者主索引作为唯一的患者身份识别标识,将患者分散在不同临床系统中的诊疗信息整合在一起,形成一份完整的患者电子病历,对提高医疗质量以及医院的管理水平具有重要意义。

患者主索引(enterprise master patient index,EMPI)是指用特定的算法实现医疗机构内患者标识信息的创建、维护,实现对患者信息的有效检索。EMPI能够根据不同的业务系统所提供的患者标识信息重新组织并生成统一的患者唯一标识编码,再根据编码找到分布在不同业务系统中的诊疗信息,形成一份完整的电子病历。其功能主要包括患者主索引管理、可疑患者管理、主索引规则管理及主索引日志管理。

(1)患者主索引管理

系统根据患者的基本信息进行相应的规则计算,判断匹配结果,如匹配成功,则合并信息;匹配不成功则生成主索引。系统算法能过滤出疑似相同患者。主索引操作流程和患者主索引管理分别如图 3-1 和图 3-2 所示。

(2)可疑患者管理

对系统算法过滤出的可疑患者进行统一管理。对疑似相同的患者提供人工和智能匹配两种方式管理。如图 3-3 所示,通过患者主索引人工匹配到主索引库,对于疑似患者的数据,可根据患者基本信息予以合并与拆分。

(3)主索引规则管理

人工匹配提供索引权重设置功能。如图 3-4 所示,根据患者的基本信息,患者的信息可分为三类:特殊信息(可以唯一标识患者)、固定信息(包括患者的姓名、性别、出生日期等)和易变信息(地址、联系人、婚姻状况等)。对于固定信息和易变信息,系统可以提供权重的设置。根据权重值的不同,系统会自动判断,提高指标计算的精确度。

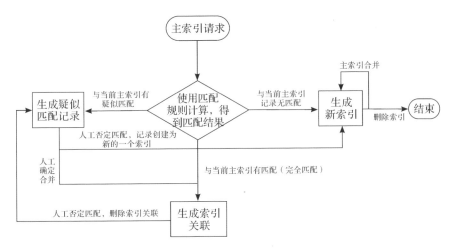

图 3-1　主索引操作流程

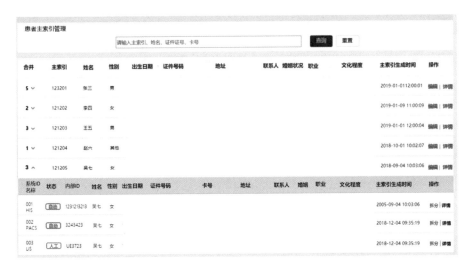

图 3-2　患者主索引管理

(4)主索引日志管理

系统会记录主索引操作流程,以保证操作过程的可追溯性。

3.3.2.4　消息平台

消息平台提供的主要功能包括消息定义、消息日志和异常恢复。

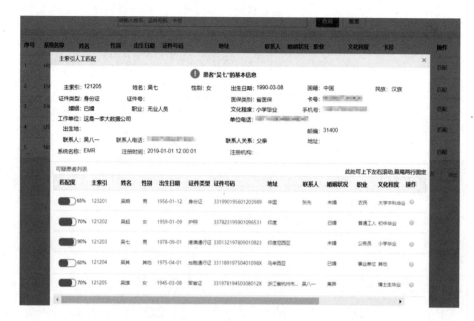

图 3-3　主索引人工匹配

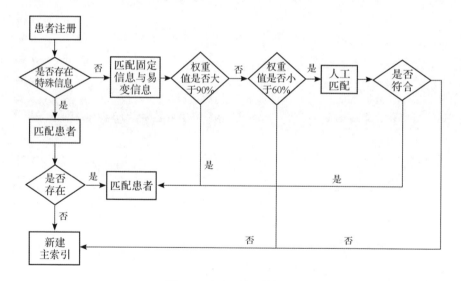

图 3-4　主索引规则管理

（1）消息定义

平台提供的消息遵循 HL7 消息规范定义及说明，包含元数据字典消息定义和业务交互消息定义。

（2）消息日志

数据交换平台上需要传输大量的应用系统间的交互消息，在运行过程中需要及时对平台的消息流向进行监控，故平台需提供消息日志，以便清楚地显示出消息的源头及消息被哪些应用系统接收，以及接收后的反馈，从而方便管理维护、错误定位。

（3）异常恢复

在实际使用的过程中可能会由于网络原因或应用系统接入失败，在网络通畅或应用接入恢复的情况下，平台需要向特定的接入应用发起消息重传，以保证对方业务系统能够迅速恢复。

3.3.2.5　服务管理平台

服务管理平台主要包括服务注册、路由管理等服务管理。

（1）服务注册

平台提供服务注册功能，数据提供方可在平台提出申请，由信息管理部门审核，通过后可将服务注册到平台进行数据开放，或由信息管理部门直接进行注册。

（2）路由管理

路由管理主要管理配置各接入系统与平台的消息路由订阅、交互方式（实时、准实时）。

3.3.2.6　监控平台

监控平台的监控主要包括服务器监控、性能监控、服务监控、MQ 监控等功能，具体说明如下。

（1）服务器监控：指对运行企业服务总线的物理服务器性能的监控，包含所有在用或备用服务器的 CPU 使用率、内存使用率、网络流量、硬盘吞吐量等关键指标。

（2）性能监控：指对企业服务总线软件的性能的监控，包含所有在用或备用服务的当前吞吐量、当日吞吐量峰值、当日吞吐量均值、当前并发链接数量等关键指标。

（3）服务监控：指对企业服务总线软件的运行状况的监控，包含所有在用或备用服务的可用性、当日接收调用次数、当日发送消息次数，当日错误发生次数等关键指标。

(4)MQ 监控：包含对 MQ 管理器运行状况的监控、队列深度监控、有无休眠队列的监控。

3.3.2.7 数据质控平台

随着医疗信息化建设的全面开展，各种院内业务系统在医院的运营管理等方面扮演着越来越重要的角色。系统中存储的大量数据已经成为医院及区域间互联互通最具价值的数据资源。医院信息化对数据的依赖程度也在加大，数据质量的好坏直接关系到医院信息化质量，对区域间医疗机构数据的互联互通也会造成影响。

在医院的信息化运行过程中，有些数据质量问题是不可避免的，主要原因如下。

(1)数据源问题

1)多个生产系统相对独立、缺乏统一的规划，导致数据出现不一致性。

2)由于业务系统建设时往往缺乏数据质量意识，数据源本身存在大量的无效数据和噪声数据。

3)数据存在人工操作的情况，导致数据间出现不一致性。

4)不同数据源由不同的生产系统管理，各系统对数据的关注角度不同，也会导致数据粒度、名称出现多样性。

(2)数据抽取时间点问题

由于生产系统的数据是随生产而变化的，所以在不同的时间点进行数据抽取的数据是不一致的。

(3)医院系统复杂性

1)生产系统的不同版本间对数据的处理规则不同，导致数据出现不一致性。

2)各医院 HIS 厂商的差异也会导致数据缺乏参照性。

3)各系统的编码规则差异很大，导致数据难以核对。

(4)数据口径问题

1)存在空值。

2)值错误。

3)重复记录。

4）数据格式不正确。

5）数据粒度不一致。

6）计算规则错误。

7）数据间缺乏参照完整性。

8）统计口径不同。

9）命名规则不同。

● 数据质控平台设计目标

1）实现数据的自动化加载。

2）实现一套完善的数据稽核规则。

3）生成完整的数据质量报告。

4）实现对数据提供方的绩效考核。

● 数据质控平台总体框架

医疗数据质量管控总体框架如图 3-5 所示。

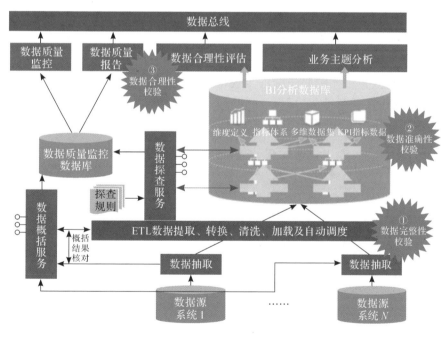

图 3-5 数据质量管控总体框架

在数据抽取的过程中主要包括三方面的数据质量检查。

（1）数据完整性校验

将外部系统（业务系统）的数据加载到数据仓库的临时存储区时进行的校验，主要校验文件本身的正确性和数据项的完整性，保证接口数据被完整地加载到数据仓库当中，但不校验数据的正确性。

（2）数据准确性校验

1）在数据仓库的清洗过程中进行校验。

2）主要校验数据项的一致性和正确性。

（3）数据合理性校验

1）在数据仓库的清洗过程中进行校验。

2）主要结合业务规则，从业务合理性的角度对数据进行校验。

3）在数据校验过程中需要生成数据质量报告，由相关的负责人对错误数据进行修正并重新生成接口数据。

● 数据质控平台主要功能说明

（1）元数据管理

1）建立统一的主数据模型。

2）定义标准的、公司级的指标体系和业务规则。

3）定义源系统（数据）与标准主数据模型的映射关系。

（2）自动化数据加载

通过配置自动化调度方案，支持文件、时间、状态和依赖等多种触发机制，支持多线程容器中自动均衡处理，可实现对成千上万的数据处理任务有条不紊地进行并发调度和自动执行，真正实现数据处理过程的"无人值守"。

（3）数据稽核

1）完整性稽核

文件检查：对接口文件本身的正确性进行检查，包括文件大小、文件日期等指标。

总量检查：对相邻两个环节、对数据的总量进行验证，总量指标包括总记录数、所有度量指标的总和等。

分量检查：对相邻两个环节，在总量正确的前提下，对数据分布的情况进行稽核，在这个过程中，需要对每个维度进行汇总对比，可以只对部分度量进行分量检查。

2)准确性稽核

常规检查:对数据本身的正确性、一致性进行检查,包括空值错误、格式非法、数据类型错误、值域不符、主键非法、长度非法、重复记录、外键错误等。

业务检查:结合业务规则对数据的一致性进行检查。

3)合理性稽核

在完整性稽核和准确性稽核正确的基础上,基于对业务的预测和对数据的合理性进行检查,如收入的增长率(不是基础指标,是否在±30%之间)、离散度(标准差或均方差)等。

数据质量报告:根据数据稽核的结果生成相应的数据质量报告。

3.3.2.8　共享文档管理平台

CDA 共享文档是互联互通测评重要的组成部分。平台的共享文档管理主要是在《卫生信息共享文档编制规范》(WS/T 482—2016)和《电子病历共享文档规范》(WS/T 500—2016)的基础上进行建设的。

电子病历共享文档主要是通过数据元和数据集标准约束卫生信息共享文档中的数据元素,利用模板库机构化、规范性描述卫生信息共享文档所承载的具体业务内容,利用值域代码规范记载卫生信息共享文档,可以从语义上保证信息的互联互通[3]。共享文档是以患者为中心,围绕患者所发生的实际临床业务活动组织文档,用户可以根据授权情况对共享文档的全部、部分、单个文档进行调阅和应用。

共享文档是基于医院现有的业务流程完成的,通过共享文档的建设服务,可以推动医院信息交互服务标准化,提高医院信息化建设水平和医疗服务质量水平。

共享文档管理服务主要提供共享文档浏览、共享文档调阅日志及共享文档配置管理。

(1)共享文档浏览

以患者为中心,提供以 53 类共享文档格式展示共享文档(见图 3-6)。

(2)共享文档调阅日志

提供共享文档调阅日志管理(见图 3-7)。

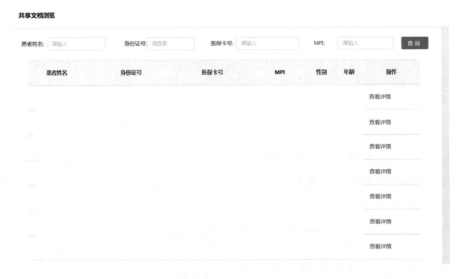

图 3-6　共享文档浏览

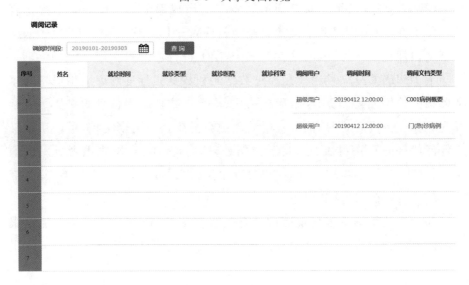

图 3-7　调阅记录

（3）共享文档配置管理

通过配置的方式形成、解析并浏览共享文档。

3.3.2.9　患者全息视图

患者全息视图是基于临床数据中心，并以患者为核心而开发的一套系统，主要功能是对患者信息、患者诊疗信息、患者临床信息等数据进行图形化界面的管理和浏览。医生通过患者全息视图可以充分了解和掌握患者从入院到出院、从出生到死亡的所有医疗数据和信息，从而可以提高临床工作的质量和效率。

患者全息视图可实现住院、门诊患者信息唯一识别，医护能够根据时间轴查看该患者的全部临床诊疗内容，并且可以通过清晰、友好的统一视图查阅患者的就诊信息，为医护人员提供统一、完整界面的数据整合视图，使医护人员能在大量具有参考价值的信息基础上开展下一步诊疗活动。集成视图打破了院区、科室、系统的数据界限，实现了医院信息资产收益的最大化。

3.3.3　集成平台建设应用

3.3.3.1　医疗服务态势质量智能感知监控系统

医疗服务态势质量智能感知监控系统是针对医疗集团提供医疗服务运行状况数据分析与数据挖掘的应用。通过对医疗过程中涉及的诊疗信息、物资信息、人员信息、卫生服务的实施情况进行采集、汇总和二次加工，利用人工智能算法处理，并实现数据利用最大化、信息共享通用化、管理程序规范化、患者服务人性化、领导决策科学化的目的[4]，促进医疗卫生资源的合理使用、提高医院的服务质量、提高医院的医疗水平，以准确、实时、全面的数据处理与分析，为管理层的工作提供有效的数据支撑，进而实现医疗质量及效率的提升，体现"以患者为中心"这一服务理念。

3.3.3.2　重点指标

利用目前全球领先的数据智能和人工智能技术，构建安全、稳定、高效的大数据平台，能够很好地弥补传统人工式的医院管理所带来的问题；利用人工智能应用机器学习等方式，根据医院已有的信息进行建模，探索出一套精准的算法，并在实际应用中不断自我更新，使模型更有针对性。

在人工智能的帮助下，医院的运营流程将得到优化，医院的运营效率将稳步提高。传统的人工式管理由种种主观和客观的因素导致医疗资源不能高效地匹配到最需要的患者身上。但是人工智能能利用大数据，从宏观层面协调，以实现资源的有效分配。它能基于电子病历、既往病史等信息分析出哪些患者是最需要及时救治的，优先将医疗资源提供给他们，优化医疗服务的先后顺序。

3.3.3.3 实时动态指标分析

提供医疗机构医疗服务状况的实时动态监测,实时展示区域最基本的运行情况,包括医院门诊挂号量,急诊量,专家门诊量,各类检验检查业务量,抗菌药使用/静脉注射情况,门诊、输液、检查、检验等医疗服务患者的等待时间,各主要病种的就诊量等,帮助用户实时掌握业务动态,并通过智能报警算法及时发现异常状况。

实时动态指标分析如表 3-1 所示。

表 3-1　实时动态指标分析

指标编号	指标大类	指标子类	指标名称	重点标识
1	门诊业务诊疗	门诊诊疗业务量	总诊疗人次	★
2	门诊业务	门诊诊疗业务量	门(急)诊挂号总人次	
3	门诊业务	门诊诊疗业务量	普通门诊人次	
4	门诊业务	门诊诊疗业务量	专家门诊人次	
5	门诊业务	急诊业务量	急诊人次	
7	门诊业务	预约诊疗实施情况	预约诊疗人次	★
8	门诊业务	预约诊疗实施情况	普通门诊预约人次	★
9	门诊业务	预约诊疗实施情况	专家门诊预约人次	★
10	门诊业务	门诊手术业务量	门诊手术人次	
11	门诊业务	门诊诊疗业务量	门诊预约率	★
12	患者负担	门诊费用负担	次均门诊费用(元)	★
13	患者负担	门诊费用负担	门诊均费(含体检)	★
14	患者负担	急诊费用负担	急诊均费	★
15	患者负担	急诊费用负担	门急诊均费	★
16	患者负担	门急诊费用负担	门急诊均费(含体检)	★
17	患者负担	住院费用	平均住院费用	★
18	患者负担	急诊费用情况	急诊药占比	
19	患者负担	健康体检	健康体检人次	

指标编号	指标大类	指标子类	指标名称	重点标识
21	住院业务	住院业务量	住院患者入院人次	
22	住院业务	住院业务量	出院人次数	
23	住院业务	住院业务量	出院治愈人数	
24	住院业务	住院业务量	出院好转人数	
25	住院业务	住院业务量	出院未愈人数	
26	住院业务	住院业务量	出院其他人数	
27	住院业务	住院业务量	死亡出院人数	
28	住院业务	患者随访	出院患者访视人数	
29	住院业务	住院手术	住院患者手术人次	
30	住院业务	床位利用	出院患者平均住院日	
31	住院业务	临床路径管理	临床路径管理人数	
32	住院业务	临床路径管理	完整出路径人数	
33	住院业务	临床路径管理	临床路径管理率	
34	住院业务	临床路径管理	临床路径完整出径率	
35	医疗收入	医疗收入	医疗服务收入	
36	医疗收入	医疗收入	医疗服务收入占比	
37	医疗收入	医疗收入	检查检验收入占比	
38	药品控费	药品控费	急诊药占比（含中药饮片）	★
39	药品控费	药品控费	门诊药占比（含中药饮片）	★
40	药品控费	药品控费	门急诊药占比（含中药饮片）	★
41	药品控费	药品控费	住院药占比（含中药饮片）	★
42	药品控费	药品控费	药品收入占比（含中药饮片）	★
43	床位情况	床位数量	实际开放总床位数	★
44	床位情况	床位数量	每千人医疗卫生机构床位数	★
45	床位情况	床位效率	平均每张床位工作日	★
46	医务人员工作负荷	医务人员工作负荷	医师日均担负诊疗人次	★
47	医务人员工作负荷	医务人员工作负荷	医师日均担负住院床日	★

续表

指标编号	指标大类	指标子类	指标名称	重点标识
48	医务人员工作负荷	医务人员工作负荷	每职工平均业务收入	★
49	病历质量	病历质量	甲级病案例数	★
50	诊断质量	诊断质量	术前与术后诊断符合人数	
51	诊断质量	诊断质量	入院与出院诊断符合人数	
52	诊断质量	诊断质量	临床与病理诊断符合人数	
53	重返情况	重返情况	手术患者重返手术室再次手术总发生率	
54	中药业务监测	中药业务监测	中药饮片味数	
55	中药业务监测	中药业务监测	中药饮片帖均费	
56	医院感染	医院感染	医院感染例数	★
57	医院感染	医院感染	医院感染总发生率	★
58	医院感染	医院感染	与手术相关医院感染发生率	★
59	手术并发症类指标	手术并发症类指标	手术患者并发症发生率	★
60	手术并发症类指标	手术并发症类指标	手术患者术后猝死发生率	★
61	手术并发症类指标	手术并发症类指标	手术死亡患者手术并发症发生率	★
62	家庭医生签约服务	家庭医生签约服务	签约服务总人数	★
63	家庭医生签约服务	家庭医生签约服务	签约服务重点人群合计数	★
64	家庭医生签约服务	家庭医生签约服务	签约服务重点人群占比	★
65	家庭病床	家庭病床	家庭病床建床数	
66	签约居民就诊	签约居民就诊	签约居民在签约机构的总就诊人次数	★
67	签约居民就诊	签约居民就诊	签约机构就诊率	★
68	签约居民就诊	签约居民就诊	签约转诊率	★
69	签约居民就诊	签约居民就诊	签约居民预约检查人次	★
70	慢病	整体	慢病高危人群健康管理率	
71	慢病	糖尿病	糖尿病规范管理人数	
72	慢病	高血压	高血压规范管理人数	

指标编号	指标大类	指标子类	指标名称	重点标识
73	妇幼	孕产	孕产妇建卡率	
74	医保	医保	医保门急诊就诊人次	
75	医保	医保	医保住院人次	
76	医保	医保	门急诊医保均次费用	
77	医保	医保	住院医保均次费用	
78	医疗救助	医疗救助	疾病应急救助支出	★
79	医疗救助	医疗救助	疾病应急救助人次	★
80	医疗救助	医疗救助	城乡医疗救助支出	★
81	医疗救助	医疗救助	城乡医疗救助人次	★

注:打★的为推荐指标项。

3.3.3.4　医疗机构运营情况监测

医疗机构运营情况监测提供卫生行政人员对医疗机构全面医疗质量、临床综合诊疗质量和门诊、急诊、病房、护理、医技医疗质量等的统计分析。医疗机构运营指标分析如表 3-2 所示。

表 3-2　医疗机构运营指标分析

指标大类	指标子类	指标名称	重点标识
门诊业务总诊疗	门诊诊疗业务量	总诊疗人次	★
门诊业务	门诊诊疗业务量	门(急)诊挂号总人次	
门诊业务	门诊诊疗业务量	基层医疗卫生机构门诊量占门诊总量的比例	★
门诊业务	急诊业务量	急诊人次	
门诊业务	预约诊疗实施情况	门(急)诊疗预约率	★
门诊业务	门诊手术业务量	门诊手术预约率	★
门诊业务	门诊费用情况	门诊药占比	★
门诊业务	急诊费用情况	急诊药费	
门诊业务	急诊费用情况	急诊药占比	

续表

指标大类	指标子类	指标名称	重点标识
门诊业务	健康体检	健康体检人次	
门诊业务	健康体检	单项健康检查人次	
门诊业务	健康体检	职业健康检查人次	
住院业务	住院业务量	住院患者入院人次	
住院业务	住院业务量	出院人次数	
住院业务	住院业务量	外科出院患者数	
住院业务	患者随访	出院患者访视	★
住院业务	住院手术	住院患者手术人次	
住院业务	住院手术	Ⅲ级手术数量	
住院业务	住院手术	Ⅳ级手术数量	
住院业务	住院手术	择期手术三日待床率	★
住院业务	住院手术	外科住院手术例数	
住院业务	住院费用	住院费用	★
住院业务	住院费用	住院药费	★
住院业务	住院费用	住院药占比	
住院业务	住院费用	住院费用总和	
住院业务	床位利用	实际占用总床日数	
住院业务	床位利用	出院者占用总床日数	★
住院业务	床位利用	出院患者平均住院日	
住院业务	床位利用	平均每张床位工作日	
住院业务	床位利用	床位使用率	★
住院业务	床位利用	床位周转次数	★
危重患者抢救	危重患者抢救	急诊、住院危重患者抢救人次数	
危重患者抢救	危重患者抢救	急诊、住院危重患者抢救及成功人次数	
危重患者抢救	危重患者抢救	急诊、住院危重患者抢救及失败人次数	
双向转诊	双向转诊	预约转诊(含上、下转)	★
双向转诊	双向转诊	双向转诊人次数(含上、下转)	★
患者负担	门诊费用负担	次均门诊费用	★

续表

指标大类	指标子类	指标名称	重点标识
患者负担	门急诊费用负担	门急诊均费（含体检）	
患者负担	住院费用	平均住院费用	
患者负担	住院费用	人均住院费用	★
本地居民服务	本地居民服务	居民平均就诊次数	
本地居民服务	本地居民服务	居民年住院率	★
本地居民服务	本地居民服务	区域内住院量占比	
医疗纠纷	医疗纠纷	医疗纠纷患者人次	
医疗纠纷	医疗纠纷	医疗事故报告例数	手工上报
医疗纠纷	医疗纠纷	医疗赔款人次	填报
医疗纠纷	医疗纠纷	医疗纠纷和医疗事故赔付金额	
医疗收入	医疗收入	医疗服务收入	★
医疗收入	医疗收入	医疗服务收入占比	
医疗收入	医疗收入	检查检验收入占比	
医疗收入	医疗收入	医疗增加值占比	
网上采购	网上采购	药品网上采购率	
网上采购	网上采购	耗材网上采购率	
药品控费	药品控费	门急诊药占比（含中药饮片）	★
药品控费	药品控费	住院药占比（含中药饮片）	★
药品控费	药品控费	药品收入占比（含中药饮片）	
药品控费	药品控费	药品收入占比	
药品控费	药品控费	药品差价	
药品控费	药品控费	药品差价率	
药品控费	药品控费	中药饮片差价率	
药品控费	药品控费	中药饮片差价率（调价前）	
其他财务指标	其他财务指标	收支结余	
其他财务指标	其他财务指标	业务收入	

注：打★的为推荐指标项。

3.3.3.5 医疗质量监测

医疗质量监测对医疗机构诊疗服务的质量进行跟踪和监督,促进诊疗行为合规、诊疗质量提升。医疗质量监测指标分析如表 3-4 所示。

表 3-4 医疗质量监测分析指标

指标大类	指标子类	指标名称	重点标识
病历质量	病历质量	甲级病案例数	★
诊断质量	诊断质量	术前与术后诊断符合人数	
诊断质量	诊断质量	入院与出院诊断符合人数	★
诊断质量	诊断质量	临床与病理诊断符合人数	
重返情况	重返情况	手术患者重返手术室再次手术总发生率	★
手术并发症类指标	手术并发症类指标	手术患者并发症发生率	★
手术并发症类指标	手术并发症类指标	手术患者手术后猝死发生率	
手术并发症类指标	手术并发症类指标	手术死亡患者手术并发症发生率	

注:打★的为推荐指标项。

3.3.3.6 医疗保障监管

医疗保障监管为城镇职工、居民医保结算监管接入提供数据支持。医疗保障监管指标分析如表 3-5 所示。

表 3-5 医疗保障监管指标分析

指标编号	指标大类	指标名称	重点标识
1	医保	医保门急诊就诊人次	★
2	医保	医保住院人次	★
3	医保	门急诊医保均次费用	★
4	医保	住院医保均次费用	★
5	医疗救助	疾病应急救助筹资总额	
6	医疗救助	疾病应急救助支出	★
7	医疗救助	疾病应急救助人次	★
8	医疗救助	城乡医疗救助支出	
9	医疗救助	城乡医疗救助人次	★

注:打★的为推荐指标项。

3.3.3.7　合理用药业务监管

合理用药业务监管针对合理用药业务情况进行统一监管(见表 3-6)。

表 3-6　合理用药业务监管指标分析

指标编号	指标大类	指标名称
合理用药业务监管	抗菌药	门诊患者抗菌药物使用率
合理用药业务监管	抗菌药	急诊患者抗菌药物使用率
合理用药业务监管	抗菌药	门诊患者静脉输液使用率
合理用药业务监管	抗菌药	急诊患者静脉输液使用率
合理用药业务监管	抗菌药	住院患者抗菌药物使用率
合理用药业务监管	抗菌药	出院患者抗菌药物使用强度(DDD 值)
合理用药业务监管	抗菌药	出院患者使用抗菌药物总品种数
合理用药业务监管	抗菌药	出院患者使用抗菌药物总费用
合理用药业务监管	抗菌药	住院患者静脉输液使用率
合理用药业务监管	处方监管	门急诊基药占药比
合理用药业务监管	处方监管	住院基药占药比
合理用药业务监管	处方监管	单处方药品品种数
合理用药业务监管	处方监管	单次就诊处方药品品种数
合理用药业务监管	处方监管	单处方药费
合理用药业务监管	处方监管	不合格处方占比
合理用药业务监管	中药业务监测	中药饮片味数
合理用药业务监管	中药业务监测	中药饮片帖均费用

3.3.4　绩效考核

为进一步深化医院改革,推进现代医院管理制度建设,可以加强对医院绩效的考核工作。根据国家对医院绩效考核工作意见,结合医院自身情况,主要从以下四个方面对医院绩效进行考核。

(1)医疗质量。提供高质量的医疗服务是医院的核心任务。通过医疗质量控制、合理用药、检查检验同质化等指标,考核医院医疗质量和医疗安全;通过代表性的单病种质量控制指标,考核医院重点病种、关键技术的医疗质量和医疗安全情况;通过预约诊疗、门急诊服务、患者等待时间等指标,考核医院改善医疗服务效果。

(2)运营效率。运营效率体现医院的精细化管理水平,是实现医院科学管理的关键。通过人力资源配比和人员负荷指标,考核医疗资源利用效率[5]。通过经济管理指标,考核医院经济运行管理情况,通过考核收支结构指标间接反映政府落实办医责任情况和医院医疗收入结构合理性,推动实现收支平衡、略有结余,有效体现医务人员技术劳务价值的目标;通过考核门诊和住院患者次均费用变化,衡量医院主动控制费用不合理增长情况。

(3)持续发展。人才队伍建设与教学科研能力体现医院的持续发展能力,是反映医院创新发展和持续健康运行的重要指标。通过人才结构指标,考核医务人员稳定性,通过科研成果临床转化指标,考核医院创新支撑能力;通过技术应用指标,考核医院引领发展和持续运行情况;通过公共信用综合评价等级指标,考核医院信用建设。

(4)满意度评价。医院满意度由患者满意度和医务人员满意度两部分组成。患者满意度是医院社会效益的重要体现[6],提高医务人员满意度是医院提供高质量医疗服务的重要保障。通过门诊患者、住院患者和医务人员满意度评价,衡量患者获得感及医务人员积极性。

3.3.5 病历质检

以电子病历为核心的医疗信息化建设是公立医院改革的重要内容之一,病历既是临床实践工作的总结,又是探索疾病规律及处理医疗纠纷的法律依据。电子病历质量管理是医疗质量管理的难点,也是电子病历能否在临床医疗决策中发挥作用、突显优势的关键。

随着医疗信息化建设的推广,电子病历极大地提高了医院的运行效率,但同时也导致出现医生在填写电子病历时出现全部或部分拷贝其他病历等情况,使得电子病历的质量太大下降。这往往不能准确反映患者的实际状况,给医院带来了极大的诊疗及政策风险。目前医院对此普遍采用事后手工抽检的方法,尽管耗费了大量人力,然而仍无法做到实时检查,且仅能覆盖极小部分病历。

如图 3-8 所示,病历质检内容虽多,但主要可归结为及时性、完整性、合规性和准确性四类评价。合规性和准确性的评价,应在病历书写时就给予关注,将问题杜绝在萌芽状态,如等到事后再进行追溯,仅能起到管理作用,对于医疗服务进行时的质量提升没有多少帮助。完整性的判断分为两种情况:一种是在书写时即可根据历史病历信息进行判断,如既往史的完整性;另一种是在达成某一触发条件时进行检验,如患者手术,则需要去检验其术前谈话记录是否具备,这属于事后检验。

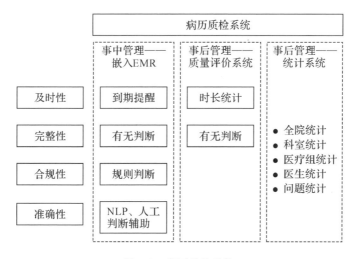

图 3-8　病历质检系统

注:EMR,电子病历管理系统;NLP,自然语言处理。

对于病历书写的及时性,只有到达某一时间节点才能够进行判断,在此之前仅能够予以提醒,因此以事后评价为主。

3.3.5.1　系统功能

病历质检系统提供事中统计、事后评估和定期统计三大类质检功能。事中统计功能提供医生病历书写过程中的实时提醒,包括书写人员资质审核、书写缺漏项提醒、书写内容质量提醒、书写时间提醒等,为医护人员高质量填写病历提供辅助工具。事后评估发生在病历归档环节,对医护人员提交归档的病历进行自动评分,指出问题项,敦促修改,并对修改结果进行跟踪。定期统计是指针对各个科室、医疗组、医生病历书写的质量,定期进行统计,发现病历书写质量较差的部门、常见错误等,进一步有针对性地加强管控。

病历质检系统与医院电子病历系统对接,通过数据接口的方式,调取需检验的病历数据,通过系统内置算法或规则库对病历数据进行检验,并反馈到质检系统的统计模块和电子病历系统。质检系统能够与电子病历系统实时联动,以页面浮窗的方式,在病历书写的过程中对医护人员起到实时提醒的作用。

功能架构如图3-9所示。

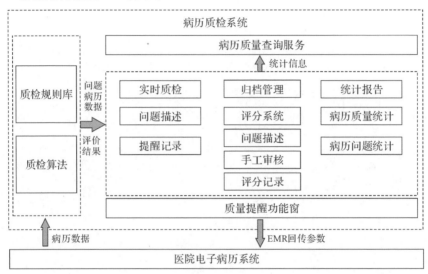

图3-9 病历质检系统功能架构

3.3.5.2 建设内容

● 事中实时质检

系统在科室医生书写病历的同时,实时校验病历内容是否符合《××省住院病历质量检查评分表(2021版)》。

系统统一提供实时质检服务。当用户进入某一患者对应的病历编辑页面中时,系统切换至当前患者的编辑界面质检结果查询状态,只要曾经进行过病历书写,系统反馈了存在的问题,但用户仍未修改的,系统将实时返回历史未修改问题清单。

用户在书写新病历或修改原有病历时,点击"确认"保存,触发实时质检,系统切换至当前病历ID质检结果查询状态,系统对用户当前编辑的病历内容进行相应项目的质量检查,并在浮窗中返回质量检查的结果提醒(如发现问题),点开浮窗可查询问题说明。

质检系统发现问题而用户未实时修改的行为将被记录到病历质检系统数据库中。

● 病案首页自评分

科室医生在写完病案首页准备提交打印之前，可以点击"病历质检"按钮，进行病历自评分，对有问题的部分可以进行修正（见图 3-10）。

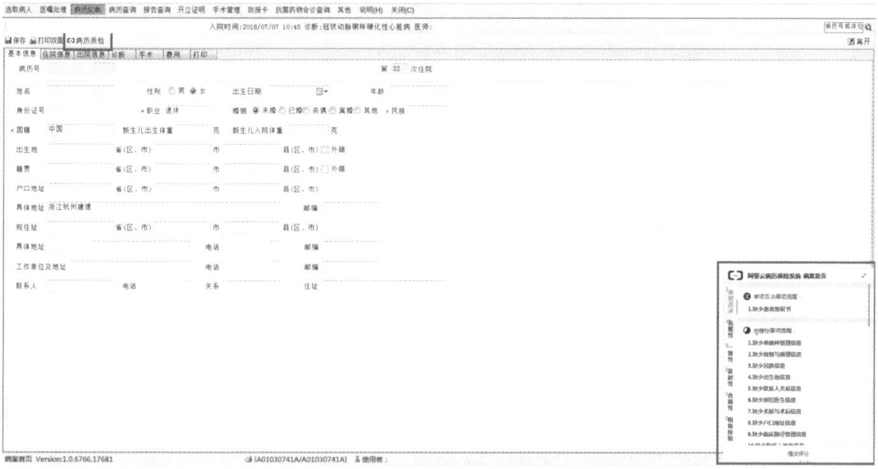

图 3-10 病案首页自评分

● 病历审核

质检科医生在科室医生提交打印后可以收到该份病历，进行审核，并修改得分。

如果对病历进行驳回操作，可以输入驳回批注，科室医生会在"选取患者"界面的弹框中，看到驳回批注。驳回批注可供下载。

● 住院病历自动点评

系统自动分析全量住院病历数据，并将问题病历筛选出来，统计形成报表，其中，自动分析的依据为病历质检知识库中的所有规则。自动点评的结果可供人工点评时参考，也可用作区域内病历监管的决策支持。

支持对病案首页、入院记录、病程记录、知情同意书、医嘱单、手术记录、出院记录、谈话记录的质控检查。

支持不同级别管理人员登录系统，查看授权区域的住院病历点评结果。

支持用户查看所有存在问题的住院病历，并可查看系统的分析结果。

● 医院统计分析

质检科医生可以随时查看医院整体病历质量的数据统计,定位问题发生的科室及类型,并及时制定后续的病历书写培训、教育的方案,同时可下载统计数据。

● 区域统计分析

区域统计分析对各个院区、科室、医疗组、医生病历书写的质量定期进行统计,发现病历书写质量薄弱的部门、常见错误等,有助于进一步有目的性地加强管控。

3.3.5.3 算法原理

病历质量检测和传统的查重需求不一样,传统查重不考虑文本的结构信息,文本各部分的权重一致;而病历中的文本存在一定的结构,例如日常病程记录中就存在客观记录、主观记录、治疗计划、诊断意见等。本算法首先从各类型的病历(入院记录、首次病程记录、日常病程记录、查房记录)中抽取出这些结构化的文本,然后根据医院的业务规则,有针对性地比较这些结构化文本。为了保证查重的速度和准确度,本方法采用"先粗查,后精查"的两步策略。

粗查:对病历结构化后的各部分文本计算其 SimHash 值,能够将各部分文本映射到一个可自定义长度的二进制数上(通常为 32 位或 64 位),SimHash 是一种局部敏感散列方法,能够保证相似文本 Hash 值的Hamming 距离也比较近。医院最近录入的病历经过预处理,即结构化之后,针对结构化后的各部分分别计算其 SimHash 值,其结果会被存储到一个高性能键值存储中(例如 redis)。

图 3-11 为医疗文本的结构化转换,采用自然语言处理(NLP)技术。

精查:医生实时录入病历时,首先对医生录入的部分进行结构化处理,结构化的每一部分实时计算其 SimHash 值,在键值存储中查询距离接近的记录结构化部分。找到以后,再通过计算两个文本片段"2,3,4 gram"的Jaccard 距离来精确地得到它们的总体相似度,以 $|Union(text1, text2)| / min(|text1|, |text2|)$ 得到它们的部分相似度,并取总体相似度及部分相似度的最大值作为最终相似度,将所有疑似抄袭文本按照最终相似度排序,展现在医生填写病历的界面上,提醒医生修改可能重复的部分。

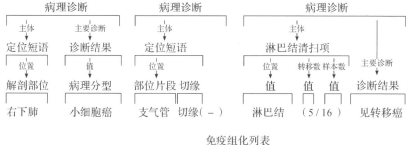

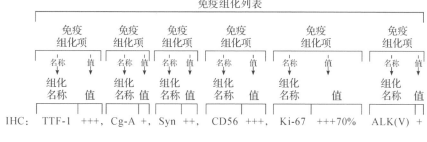

图 3-11 算法原理

3.3.5.4 质检规则库

根据病历质检的各种要求建立质检规则库,规则库定义了病历的质检方法、质检数据源和检验标准。

质检方法:如有无判断、判断耗时是否达标、文本的前后比对、不同病历间的比对等。

质检数据源:如质检数据的提取规则、比对数据的提取规则等。

检验标准:如病历书写的时限标准、病历书写人的资质要求、病历文本相似度指数的阈值标准等。

建立质检规则库(见图 3-12),可以为病历质检提供丰富的质量依据。

质检规则库覆盖质检项及文书类型,覆盖了 186 个质检项,根据《浙江省住院病历质量检查评分表(2014 版)》,包含 118 个完整性质检项、33 个一致性质检项、18 个及时性质检项、17 个合规性质检项,其中有 20 个质检项目运用到了 NLP 技术及医学知识图谱。

系统功能覆盖 8 大文书类型,包括病案首页、入院记录、病程记录、知情同意书、谈话记录、手术记录、出院记录和医嘱单。

33	08.01.0	病历管理	病历质量控制（实现出院患者人次比例计算）统计近3个月达到各个级别功能处理的病历数，计算与总出院患者病历数的比例	没有使用计算机进行病历质量管理或仅用本地字处理工具管理	0	
33	08.01.1			(1)有简单的终末病历质量控制记录程序，包括记录病历项目与格式缺陷、记录审查人员和时间等 (2)用导出数据文件或共享介质方式在部门内部交换信息	1	
33	08.01.2			(1)具有记录与处理病历项目与格式、质量控制能力，以终末质控记录为主 (2)记录数据能够在病案管理部门内部通过网络共享 (3)质量控制系统数据可导出文件与其他医师或管理部门交换	2	
33	08.01.3			(1)能够通过系统获取病房医疗数据用于病历质控 (2)可记录病历质控基本信息 (3)质控信息通过信息系统与医师、管理部门交换，初步实现过程质量控制	3	基本
33	08.01.4			具有按时限进行病历质控管理功能，可为医师、管理者自动提示病历书写时限	4	基本
33	08.01.5			(1)病历质控系统能够提供根据专科病历、诊断等差别化的质量控制项目 (2)能对时限等明确、固定要求内容进行自动判断处理并产生相应控制报告内容 (3)能够记录病历内容缺陷，包括合理用药监控、感染控制、费用控制记录等	5	
33	08.016			具有对病历缺陷内容进行追踪纠正检查功能，包括病历的格式、时限、合理用药、感染控制、费用控制等重要的医疗记录	6	基本
33	08.01.7			(1)支持对跨医疗机构病历信息阅读功能，为病历质控人员提供全面病历信息用于质量管理 (2)支持跨医疗机构病历质量跟踪	7	基本

图 3-12　质检规则库截屏

3.3.6　医疗服务智慧数据应用

医疗服务智慧数据应用主要是通过对挂号平台访问流量分析和行为跟踪、医院预约号源/现场挂号号源释放进度及特征画像、患者就医行动轨迹、就医各环节等待时长、复诊随访情况、就诊频率和倾向、医疗服务支出等情况的分析，刻画患者医疗服务需求满足的状况、就医行为的特征，发现医疗服务供需的关键矛盾点，为集团医疗资源规划、医疗服务管理政策的制定提供有价值的输入。

3.3.6.1　"最多跑一次"实施效果跟踪

针对"最多跑一次"等重点便民、惠民工程，建立全流程监控体系。从相关服务的认知情况、使用情况、使用效果、居民相关就医行为的变化、各项等待时间的变化等层面，建立可量化、可比对的监控体系，衡量各项重点举措的实际效果、存在问题，为政策的进一步优化提供全面的参照系。

3.3.6.2　门诊号源供需缺口分析

通过对挂号平台访问流量分析和行为跟踪,医院预约号源/现场挂号号源释放进度、门诊就诊情况的分析、建立全区门诊号源供需情况的全景分析、发现门诊服务供需矛盾的焦点、居民挂号行为的特征,为全区门诊医疗资源的统筹规划、优化配置提供建议。

3.3.6.3　门诊排队分析

随着社会经济的发展以及人们生活水平的提高,公众对于医疗健康保障的需求与日俱增。但目前我国的医疗资源,特别是优质资源仍然十分紧张,排队就医已成为一种普遍现象。

面对节节攀升的接待人数及日益提升的服务效率,利用大数据手段,通过医院预约平台门诊号源的渠道、预约患者的数据、预约挂号患者占比、单日预约挂号患者占比、门诊患者平均等待时间进行分析(见图 3-13),为全区门诊医疗资源的统筹规划、优化配置提供建议。一方面,可以帮助解决医院服务系统中人员、设备的优化配置问题,为医院决策者提供参考依据;另一方面,通过系统优化,找出患者和医院间的平衡点,既减少患者的排队等待时间,又防止医院资源的浪费,从而尽力获取最大的社会效益和经济效益,促进服务资源供应均衡化,使全区居民享有更加完善的预约诊疗服务。门诊排队优化示意图如图 3-14 所示。

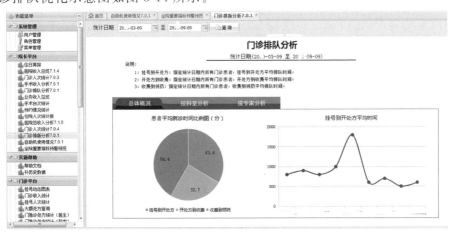

图 3-13　门诊排队分析

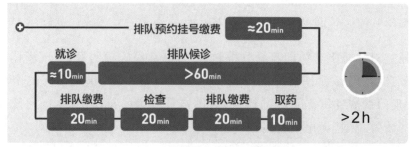

除就诊或检查外均在窗口排队进行，需要提前准备应诊资金

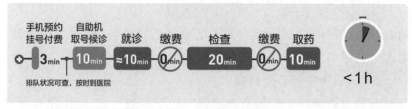

除就诊检查取药外均在手机上进行，根据排队状况前往医院，1000元内无须提前准备资金

图 3-14　门诊排队优化图示

3.3.6.4　患者付费分析

医疗机构在"互联网＋"模式下的多种支付方式，解决了传统医院支付模式下的看病"三长一短"，即挂号、候诊、缴费时间长，看病时间短的问题，将以往的院内支付改为院外线上支付，方便患者就医。

通过对门诊患者收费方式构成、门诊患者支付渠道构成、医生开单付费完成平均耗时的分析，医疗机构在运用"互联网＋"的模式下，减少医院窗口的数量，降低人力成本，提高医疗服务效率的实际效果，为下一步开展有针对性的工作提出可行性建议。

3.3.6.5　检查检验分析

随着群众的健康保健意识的增强，医院检查科室的等候人群明显增加，患者就医的等候时间较长，出现"排长队"的现象。通过对患者检验检查的平均等候时间、门诊患者预约检查平均轮候天数、电子检查报告日均调阅次数等维度的分析，了解检查检验环节患者的就医体验，帮助医疗机构在保证检查质量的前提下，改善患者的就医感受。

3.3.6.6　住院管理分析

对医院开展日间手术、择期手术进行对比分析,并利用大数据手段,挖掘日间手术、择期手术走势对比,通过患者平均住院时长、术前住院时长、手术时长、术后恢复时长等维度的趋势分析,寻找成因,探索医院住院管理服务的改进方向。

3.3.6.7　特定人群就医行为分析

针对老人、儿童等重点关注的人群,进行专项的就医行为分析,通过分析他们的就医频率、就医途径、就医方便度、主要病种、住院情况、医疗保障情况、医疗费用负担等情况,了解特殊人群寻求医疗服务的行为模式,挖掘其中需要优化和改善的空间,为社会关注的重点弱势人群提供更好的关怀。儿童患者就医行为分析如图 3-15 所示。

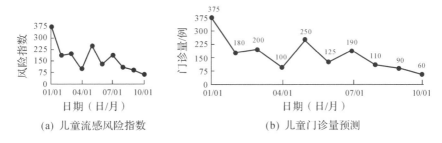

图 3-15　儿童患者就医行为分析

3.3.6.8　抗菌药使用状况监控分析

在提供抗菌药使用关键指标查询的基础上,提供更深层次的分析模型,对抗菌药物关键指标的走势、影响因子、关键控制因素等进行深度挖掘,辅助管理部门制定抗菌药管理优化的策略,锁定抗菌药使用管理的关键目标对象。

3.3.6.9　医生工作负荷跟踪评估

通过对医院门诊、手术、住院等数据的分析,建立对医生工作负荷的综合评价模型,合理评价医生工作强度,对于强度不足或过高的情况考虑给予干预,并在资源配置上有意识地进行引导与优化,对于可能出现的医务人员高度饱和情况及时发出预警,保障医院业务健康运营。

3.3.6.10 床位资源需求预测及床位使用效率提升

床位资源需求预测是指对医院床位资源使用情况进行全景式的分析,通过对患者入院后检查、检验、手术、医嘱等各类数据的重新组合与解剖,刻画患者入院后的诊疗路径,发现其中的问题环节,为医院床位使用效率的提升提供指引,并且通过对全院床位数据的整体分析,为全院床位资源集中调度提供数据参考。同时,对患者出入院数据进行深度分析和建模,能够帮助住院管理中心合理预估医院各科室住院需求情况,从而为患者入院合理筹划、跨科室床位科学调度等工作提供支持。

3.3.6.11 重点病种医疗质量分析

针对患者高发及需重点关注的病种,建立医疗质量评价体系,包括诊断质量,治疗的治愈好转情况,单病种的治疗成本,患者住院成本、手术成本、疾病复发率等分析,并且通过对大量单病种诊疗数据的深度学习,建立病种—处方—手术—诊疗措施的关系图谱,能够及时发现单病种诊疗过程中的异常状态,对医疗机构的单病种诊疗质量进行更加细致的分析。

3.3.6.12 住院准备中心效果分析

目前对患者在住院流程上实行电子化的预约登记,达到全院床位统筹管理、住院流程模式再造,患者高效、安全、快速诊疗的目的。然而,患者在入院前等待期内仍会出现焦躁的情绪,可能会在这个时期选择到其他医院就诊。

通过对患者出入院数据的深度分析和建模,能够帮助住院准备中心合理预估医院各科室住院需求的情况,提前为患者入院合理筹划、跨科室床位科学调度,缓解患者情绪,有效缩短患者住院等待时间、平均住院时间,提高医院的床位使用率,让临床医生能够为更多的患者提供优质的医疗服务。

3.3.7 慢病管理态势分析

针对慢病患者群管理开展情况进行统一监管。慢病管理指标分析如表

3-7 所示。

表 3-7　慢病管理指标分析

指标编号	指标大类	指标名称
慢病管理业务监管	慢病	高危人群管理率
慢病管理业务监管	慢病	慢性病规范管理率
慢病管理业务监管	高血压	发现患者累计数
慢病管理业务监管	高血压	新发型患者数
慢病管理业务监管	高血压	累计发现率
慢病管理业务监管	高血压	高血压累计专项建档数
慢病管理业务监管	高血压	一级高血压人数
慢病管理业务监管	高血压	二级高血压人数
慢病管理业务监管	高血压	三级高血压人数
慢病管理业务监管	高血压	一级高血压管理比例
慢病管理业务监管	高血压	二级高血压管理比例
慢病管理业务监管	高血压	三级高血压管理比例
慢病管理业务监管	高血压	分级管理未评估人数
慢病管理业务监管	高血压	脑卒中发生数
慢病管理业务监管	高血压	冠心病急性事件发生数

3.3.8　钉钉未来医院

3.3.8.1　总体架构

基于钉钉基础功能以及开发平台提出原生(native)级别的性能体验的解决方案。以解决医院沟通、协同、业务等移动办公问题为主的多端平台，专注于提升企业组织的办公与协同效率、患者的就医体验。通过系统化软硬件一体解决方案及相关服务，全方位提升医疗机构组织沟通和协同效率、基层群众满意度，让区域医疗机构与群众步入云移动办公、云就医时代。总体架构如图 3-16 所示。

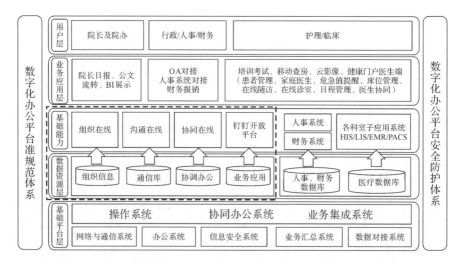

图 3-16 总体架构

3.3.8.2 医院钉

医院钉可充分满足全市各级各类医疗卫生机构的个性化建设需求,是医院构建移动互联网的战略级平台,是全员移动化办公的重要入口。在全员运营的基础上,医疗卫生机构行政后勤、临床医疗、护理服务、科研教学和健康管理等均可利用钉钉原生应用和钉钉第三方应用构建一个连接所有人和业务的平台,实现单位人员、资源和服务共享,实现人员的在线化工作留痕,提高工作效率和管理精度。

● 通信录——组织机构一体化

在医疗机构使用钉钉之前,在院内找人会面临很多问题,比如不知道人名只知道科室或者只知道一个姓氏的时候,找人就会变成一件棘手的事情。在钉钉组织在线后,这些问题就会迎刃而解,钉钉的组织在线会把层级区别得十分清楚,只要输入员工的谐音字、拼音首字母,所有员工姓名都会出现在搜索框里,实现找人只需一秒钟。其中,钉钉通讯录的数字化管理名片能直观地展示医生的科室、职能、职务、擅长专业等可搜索信息。

如果医院存在多个院区以及下属医院,也可以通过关联架构功能进行权限独立组织架构的关联集团化管理。

● 智能人事——人事管理升级

随着经济不断发展,人事管理制度也在不断推进。人事管理制度是体制改革的核心,在全市人事管理中具有十分重要的作用。在人事管理工作中可能还存在着线下表单管理、纸质表单、台历备忘等工作事项;纸质表单管理入转调离,流程慢时间长,且容易丢失;每个月手工计算假期,工作量大,考勤、请假、工资单,在多张表格间来回统计、汇总、费时费力,还容易出错。

钉钉智能人事能够推动人力资源服务转型,实现人事数据在线实时查看,员工数据安全存储,永不丢失,每日自动备份,为你保存每一份花名册的数据,员工信息集中统一管理,数据标准规范,可为其他应用提供数据支持,夯实管理基础。全流程人事异动管理,结合统一通信和工作流,异动管理无纸化,自动记入花名册,直接生成待办事项,入职、离职合同到期等自动提醒,人事异动自动记入花名册,自动生成人事异动流水列表。年假、调休自动发放余额,不用手工统计;员工随时随地发起申请,领导在手机上快速审批。多人协同管理,数据不丢失,员工档案、成长记录在线查看,员工离职自动退群,同时还可以有员工工作过程数据沉淀。职称晋升支持针对医生发表的论文、档案信息等详细且复杂的管理。

● 已读、未读 DING——使命必达

消息发出去之后看不到对方阅读信息的状态,好像石沉大海,尤其是事情紧急时,发了消息半天没人回,也不知道对方到底是看了还是没看,通知效率大大降低。

钉钉可实现消息闭环,已读、未读清晰可见;重要消息一键发 DING(应用内、短信、电话等),做到事事有着落,件件有回音。同时,DING 也融合到钉钉的每个功能,例如消息、公告、钉邮、审批都可以发 DING。当需要指定及时知晓各种信息时,使用 DING 通知让使命必达。

● 群聊/单聊——文化建设阵地

在平时的沟通中往往存在以下问题。

(1)人员管理不方便:个人社交软件作为工作群,管理员工很不方便,只要有新员工入职,就要进入各种群,离职后要把他们从一个个群里删除,容易导致内部消息泄露。

(2)不安全:社交软件中大多数人使用的是虚拟的昵称,导致员工真实身份不易确认,可能出现冒充领导、骗钱等行为。

(3)"潜水现象":传统的社交软件中,看不到对方阅读信息的状态,存在员工假装没有看到消息的情况,导致通知过程变得冗长。

(4)公私分明:员工在办公过程中使用个人社交软件易被非工作内容干扰,无法专注于工作。

钉钉具备以下功能,可实现高效沟通。

(1)用钉钉可实现全员沟通、部门沟通、跨部门沟通及多人会话。

(2)员工在离职时自动退群,使得人员管理更轻松、更方便。

(3)钉钉可实现实名认证,保证群里所有人员的身份真实、有效。

(4)钉钉沟通记录不会失效,文件不会过期,自动保存在钉盘里,随时可查阅。

(5)钉钉可以实现全院人员同在一个群里,员工沟通的阵地有了,领导可以参与基层的沟通,让每一个员工的努力都被看到。

● 群直播——政策、学术学习新方式

运用群直播可以对医护人员进行培训、宣教,可随时随地在电脑端、手机端发起直播,没有场地以及设备限制,可下载直播回放,还可以回溯群直播,通过回溯数据分析直播效果,可对接专业录像设备,适应正式场合的直播,例如医院的全体职工大会、年会、党代会等。

院内适用场景如下。

(1)线上培训模式

需要设备:摄像头(电脑内置或外接)+麦克风(电脑内置或外接)+电脑。

直播原理:以 PC 桌面为内容采集源,使用软件编码的方式,将 PC 电脑获取的视频源、音频源、浏览器及文档窗口捕捉出来,进行直播。

应用场景:教学演示、摄像头双窗口、患者宣教直播等场景应用。

(2)线下会场模式

需要设备:录像机+无线麦克风+采集卡+HDMI 高清线或 SDI 线一条+电脑。

直播原理:利用录像机或会议摄像头,配合无线麦克风,结合 PPT 演示等方式,向观众呈现专业的直播场景。

● 审批——高效协同,最多跑一次

人事科、财务科以及各类行政与临床科室都会有堆积的纸质审批单,即使是摆放得很整齐,之后也会出现查阅时丢得到处都是的现象,这样很容易造成审批单丢失、摆放错误,导致下次查阅更加麻烦。另外,纸质审批单的成本也会高出很多。使用钉钉,所有的审批单就会数字化、线上化,能永久保存,也可供随时随地调出查阅,既节省了员工的时间,也不会出现审批单丢失等情况,同时也给医院节省了成本,促进医院管理流程规范化。

使用场景举例如下。

护理部:随时随地的移动审批是为了让工作变得更加简单、高效,护理部主任原来每天有一堆文件在办公室里等待签字、审核,如果在外开会不能及时审核还会影响工作进度,现在通过钉钉可以第一时间收到审批单,及时予以审核。

钉钉中的审批功能融合了通信移动办公,可实现零等待。

● 智能客服——摆脱机械重复

日常工作中会有很多烦琐问题不断出现甚至重复出现,行政人员需要每天花费很多时间和精力重复答疑、提供日常办公资料等,办公低效。

钉钉智能客服能够随时随地全方位为大家解答人力、财务、后勤等问题,可 24 小时自动响应员工咨询。机器人通过学习自动提高应答准确率,相比于纯人工回复,其服务效率提升了 5 倍。在钉钉上使用智能机器人,员工只要问一个关键词,就有相应的问题与答案出现。此外,云客服解放了行政人员的劳动力,让行政人员多出有效时间来创造更大的价值。

● 公告——安全的信息发布

日常办公中存在着各类信息发布,如节假日放假通知、政策指令下达、院内重大成果公布、院内学术研究展示等,引发多类型的通知、公告分类统计不清楚、回溯信息无据可依、人员通知统计烦琐不能够量化等问题。

钉钉的通知公告分类,传达范围可控,手机移动端能够快速收到信息,并且谁没看到消息,在管理端一目了然,可再 DING 一下,确保消息必达,让信息触达更快速,加上云上储存,所有信息可实现云端存储、重要里程碑全局预览,由此开启全市钉钉通知公告的新篇章。

● 钉盘——高效文件管理

针对日常办公中各种类型的文档,钉盘文档可实现云上存储,上传、下载不限速,不限人数,文档归类,纸质文件电子化,数据存储成本更低,管理、临床、科研资料保存更完善,设置文件夹查看、管理权限,文件更安全。

● 智能会议——高效会议管理

医院全年大大小小会议极多,钉钉智能会议打造出从会前到会中、会后的全流程闭环会议管理,打破了会议空间、时间上的限制,大大节省会前准备、通知时间,会议室寻找时间,会议任务发放时间,会后统计整理时间等,极大地提高了办公效率,并结合钉钉智能硬件打造一个数字化理想办公室。

电话会议:随时随地发起电话会议,简单、高效,但仅可用手机发起,适合多人异地沟通。钉钉的电话会议,不仅能保持会议顺畅进行,而且对工作效率的提升有很大的帮助。

视频会议:可免费发起高清多人视频会议,团队/企业用户可发起 9/16 人视频会议,最高可申请 30 人视频会议。随时随地发起会议,如同面对面交流,省时、省力,还节省了差旅费用。

无论是电话会议还是视频会议,在会议过程中可设置指定成员接听、禁止发言,或全员静音,并可随时添加或移除参会人员。在 DING 中选择日程 DING 后,即可预约会议,并在会议开始前根据设置提醒参会者;会议进行中还可以使用二维码进行签到,确保参会人到会;会议结束后,可根据会议决定将工作任务分配至对应人员。

基于钉钉的三大会议(在线会议、直播会议、现场会议),管理系统实现了小会不离岗即可召开,指令传达会议在线直播召开,现场会议有效可控高质量召开。

● 自定义工作平台——医院特色办公平台

自主搭建特色钉钉工作平台,统一信息展示平台,统一办公平台,每个用户的界面都可以实现单独个性化定制。

● 排班管理

钉钉排班管理具有以下特色。

(1)契合钉钉的"四化"

管理精细化:管理人员能对全院的排班表进行审查,费用统计、考勤统计信息细致到每个科室的每个人。

协同在线化:护理部、医务处、信息科、财务处、人事科的跨部门在线协作,与排班相关的信息流转更迅速。

沟通在线化:对私人需求的审批在线进行,移动端查看科室排班、全院总值班时可以直接拨号、发起会话。

业务移动化:支持手机端排班、看班、私人需求发起与审批,随时随地处理排班相关业务,轻便又高效。

（2）五大角色协同办公

全院医护人员要查看班次，排班人员要负责排班等，管理人员进行各类统计与管理，财务部发放费用津贴，人事科要管理人事档案、统计考勤……全院五大角色利用排班管理，可进行更高效的协同办公。

医护人员是一线人员，需要看班，班次有改动时需要告知排班员；排班员一般是护士长、主管，排班表、费用和考勤要发布、核对，每月要上报归档；管理人员一般来自医务处和护理部，要收集全院考勤数据、津贴报表、计算工作量等，并上交给财务部；财务部要计算全院各科室的工资与津贴，之后再层层发放；人事科要管理全院人事档案，统计考勤情况。

● 公文流转

公文流转严格遵循公文格式国家标准；丰富的自定义属性与规则生成，集成流程引擎，构建审批路径；一键分发，及时落地；响应绿色办公，提高工作效率。

● 项目管理

项目管理，从之前的口头下达、纸质上报到现在线上建立、完成，任务开启、修改、催办、评论、完成实时同步更新，让任务情况不再模糊，不再仅限于口头描述。

如图 3-17 所示，"任务列表"可以列出各项任务的详情和状态。

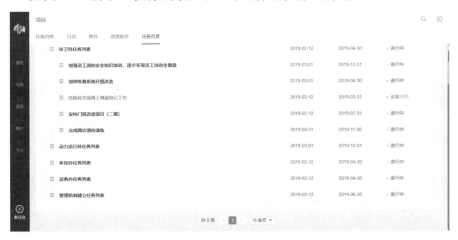

图 3-17   项目任务目录

整体任务目录：由项目下分各个任务，再由任务下分各个子任务（见图

3-18），负责人、任务期限、实时状态清晰可见。

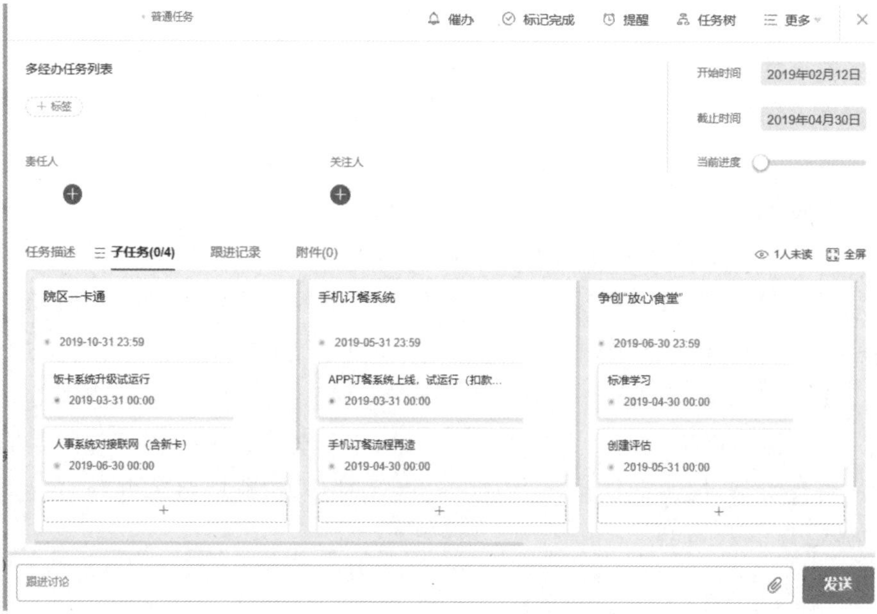

图 3-18　子项目管理

建立任务，选择责任人、关注人，设定任务期限，设置提醒时间，任务内可添加子任务且对数量无限制，并详细划分任务。任务建立后可通过任务树的形式查看任务列表和规划。

任务进度列表划分，可查看各任务负责人的任务情况：未完成、完成、已过期。

关系维护：设置领导管理部门，下属部门任务情况统计清楚可见，可实现一键催办。

● 表单投票

行业丰富，模板齐全，操作简单，钉钉客户端可以直接使用，表单可以跨平台访问、填写，可实现全市医疗机构形式多样的数据搜集（报名、问卷、数据分析）。

在场景上：报名、登记、问卷调研、活动投票、在线测试、订单服务。

在效率上：快速收集、高效整理、在线分析、短信群发。

钉钉移动端支持：移动端功能完善，支持新建表单、编辑表单、数据、联系人、个人信息管理等。

● 继续教育

构建医院课程体系,支持多级的课程目录,方便医护人员快速定位所需知识,充分利用碎片化时间学习。灵活分配各科室访问权限,云端存储,永不丢失,更新方便。个性化水印及防录屏设置,全面保障医院知识产权。学分绑定,实时排名,提高学习的主动性、积极性、互动性。

各科室部门在线建立题库,支持多种题型。组卷模式可选固定或随机,支持自动阅卷,提高效率。试卷私密及多种考试防作弊设置,最大限度保障考试的公平性和严谨性。考前发布题库练习,形式轻松,医护人员边学边练,温故知新,查漏补缺,提升学习效率。

● 院长驾驶舱

(1)总体架构

总体架构如图 3-19 所示。

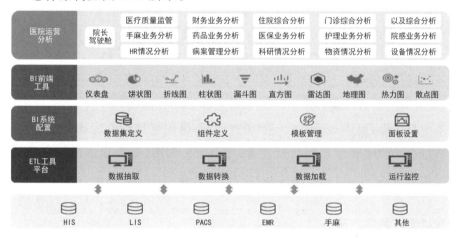

图 3-19　总体架构

(2)业务场景

业务场景如图 3-20 所示。

(3)移动展示

通过医院运营数据分析,利用 BI 前端工具实现钉钉移动端实时查看分析图表,让管理更直观,让管理有数可依、有理可据。在钉钉上可随时查看医院的运营情况,使得管理有了抓手,为医院领导层提供数字化的决策支持及风险监控,同时满足业务数据分析和临床数据分析需要。

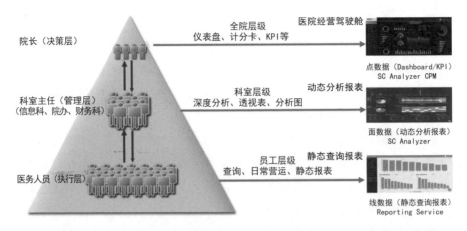

图 3-20　业务场景

● 移动医生工作站

以手机钉钉为载体,通过建设以"组织机构在线""沟通协同在线""医者在线""患者在线""数据在线"为主要内容的移动新平台,有效拓展了"互联网＋健康"的应用场景,提升了医疗服务效率,患者体验也得到进一步改善。

"钉钉移动医生工作站"使得医生随时随地就可以关注到患者数据的变化,及时做出应对措施。除了随时查看患者诊疗数据,医生还能在手机上发起多学科会诊,邀请其他医生一起研究病情,做出更加精准的诊疗。医生之间通过在线调阅服务开展远程交流、远程病历调阅、远程床边协同查房、病例讨论等各项诊疗活动。未来,"钉钉移动医生工作站"将被直接运用于牵头医院与镇街卫生服务中心之间的远程患者管理,让患者在家门口就能获得区级医院的诊疗服务。

● 云影像/云报告

患者到医院看病,做检查往往要现场排队或提前预约,还要等待很久,才能拿到放射、超声、内镜、病理等检查报告。"云影像/云报告"应用,可以实现用手机随时随地查看自己以及家人的报告和影像,简化了取片环节。医院将医技检查结果通过云平台进行发布、推送。患者可凭借取片单上的二维码,或者医院主动推送的短信/微信,直接调阅自己的图文报告和电子胶片。

对患者而言,他们节省了取片时间,免除了来回奔波;历史检查结果,可随时查阅,方便快捷,省时省力。

对医院来说,可减轻窗口工作负荷,省时省事,减少废弃胶片,改善就医环境;配合危急值主动通知功能,可第一时间告知患者,提升医院形象,提升患者满意度。

医学影像的云化具备快速检索、跨院调阅、简易操作等特性,将为互联网远程医疗咨询提供支撑,大幅降低胶片费用的支出,提升医疗信息化服务,造福城乡百姓。

面向患者提供数字影像服务,支持患者自助打印和数字影像服务,包含云影像、云报告推送与查阅服务,简化取片环节,支持"最多跑一次"深改;面向患者提供云分享服务,便利患者就医问诊;面向患者,在授权情况下提供云影像/云胶片/云报告/查询调阅服务和云分享服务。

统一面向患者端查询入口服务及面向医生端查询入口,分别实现与健康 App 集成对接服务、钉钉移动工作站集成服务,实现患者检查报告、影像数据移动在线查询。

3.4　临床数据中心及数据仓库

随着国家医药卫生体制改革的不断深化,医改的"四梁八柱"架构被提出,信息系统作为医疗保障体系这一支撑栋梁的关键一柱,发挥着越来越大的作用。许多医院经过多年的信息化投入建设,对业务的支撑发挥了巨大的作用,但是随着大数据和互联网的不断发展,医院需要对数据和服务进行统一集中,进行数据挖掘和再利用,以应对更高层次的业务需求。

3.4.1　大数据中心建设

医院基础设施和应用系统已经形成一定规模,临床信息系统陆续建成了门诊和住院医生工作站、检验系统、护理系统、手术麻醉系统、影像系统等,以电子病历为核心的临床数据积累达到了一定数量级。面对临床数据利用的呼声,数据挖掘及大数据利用研究相继展开。当快速增长的多元化医院数据遇到了大数据技术,医疗大数据应用技术受到医疗机构的欢迎。

3.4.1.1 大数据平台功能架构

大数据平台功能架构如图 3-21 所示。

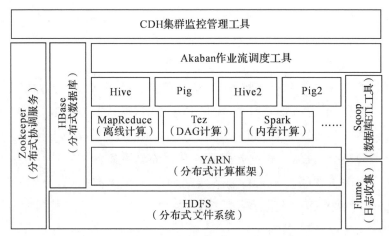

图 3-21 大数据平台功能架构

3.4.1.2 分布式文件系统

分布式文件系统(Hadoop distributed file system,HDFS)具有高容错性的特点,可以被广泛地部署于廉价的 PC 之上。它以流式访问模式访问应用程序的数据,这大大地提高了整个系统的数据吞吐量,能够满足多来源、多类型及海量的数据存储要求,因而非常适合用于日志详单类非结构化数据的存储。

HDFS 架构采用主从架构(master/slave)。一个典型的 HDFS 集群包含一个 NameNode 节点和多个 DataNode 节点。NameNode 节点负责整个HDFS 文件系统中文件的元数据的保管和管理,集群中通常只在一台机器上运行 NameNode 的实例,用 DataNode 节点保存文件中的数据,集群中的机器分别运行一个 DataNode 实例。在 HDFS 中,NameNode 节点被称为名字节点,DataNode 节点被称为数据节点,DataNode 节点通过心跳机制与NameNode 节点进行定时的通信。

HDFS 可以实现大规模数据可靠的分布式读写。HDFS 针对的使用场景是数据读写具有"一次写,多次读"的特征,而数据"写"操作是顺序写,也就是在文件创建时的写入或者在现有文件之后的添加操作。HDFS 保证一个文件在一个时刻只被一个调用者执行写操作,但可以被多个调用者执行读操作。其主要特性如下。

(1)灵活:统一的存储可以存放结构化、半结构化及非结构化数据。

(2)可扩展:根据业务需要增加 PC 服务器实现存储扩容。

(3)容错:数据有多个副本以保障数据的可靠性。

(4)开放:基于开源的存储格式,避免厂商锁定。

● 统一资源管理和调度框架——YARN

为了实现一个 Hadoop 集群的集群共享、可伸缩性和可靠性,并消除早期 MapReduce 框架中的 JobTracker 性能瓶颈,开源社区引入了统一的资源管理框架 YARN。YARN 分层结构的本质是 ResourceManager。这个实体控制整个集群并管理应用程序向基础计算资源的分配。ResourceManager 将各个资源部分(计算、内存、带宽等)精心安排给基础 NodeManager(YARN 的每节点代理)。ResourceManager 还与 ApplicationMaster 一起分配资源,与 NodeManager 一起启动和监视它们的基础应用程序。在此上下文中,ApplicationMaster 承担了以前 TaskTracker 的一些角色,ResourceManager 承担了 JobTracker 的角色。

ApplicationMaster 管理一个在 YARN 内运行的应用程序的每个实例。ApplicationMaster 负责协调来自 ResourceManager 的资源,并通过 NodeManager 监视容器的执行和资源使用(CPU、内存等的资源分配)。请注意,尽管目前的资源更加传统(CPU 核心、内存),但未来会带来基于手头任务的新资源类型(比如图形处理单元或专用处理设备)。从 YARN 角度讲,ApplicationMaster 是用户代码,因此存在潜在的安全问题。YARN 假设 ApplicationMaster 存在错误或者甚至是恶意的,因此将它们当作无特权的代码对待。

NodeManager 管理一个 YARN 集群中的每个节点。NodeManager 提供针对集群中每个节点的服务,从监督对一个容器的终身管理到监视资源和跟踪节点健康。MRv1 通过插槽管理 Map 和 Reduce 任务的执行,而 NodeManager 管理抽象容器,这些容器代表着可供一个特定应用程序使用的针对每个节点的资源。

● 分布式批处理引擎——MapReduce

MapReduce 是 Hadoop 的核心，是 Google 提出的一个软件架构，用于大规模数据集（大于 1TB）的并行运算。概念"Map（映射）"和"Reduce（化简）"及它们的主要思想，都是从函数式编程语言借来的，还有从矢量编程语言借来的特性。

当前的软件实现是指定一个 Map（映射）函数，用来把一组键值对映射成一组新的键值对，指定开发的 Reduce（化简）函数，用来保证所有映射的键值对中的每一个共享相同的键组。

MapReduce 是用于并行处理大数据集的软件框架。MapReduce 的根源是函数性编程中的 Map 和 Reduce 函数。Map 函数接受一组数据并将其转换为一个键/值对列表，输入域中的每个元素对应一个键/值对。Reduce 函数接受 Map 函数生成的列表，然后根据它们的键缩小键/值对列表。MapReduce 起到了将大事务分散到不同设备处理的作用，这样原本必须用单台较强服务器才能运行的任务，在分布式环境下也能完成了。

● 数据仓库组件——Hive

Hive 是建立在 Hadoop 上的数据仓库基础构架。它提供了一系列的工具，可以用来进行数据提取转化加载，这是一种可以存储、查询和分析存储在 Hadoop 中的大规模数据的机制。Hive 定义了简单的类 SQL 查询语言，称为 HQL，它允许熟悉 SQL 的用户查询数据。同时，这个语言也允许熟悉 MapReduce 的开发者开发自定义的 Mapper 和 Reducer 来处理内建的 Mapper 和 Reducer 无法完成的复杂的分析工作。

Hive 体系结构如下。

（1）用户接口：用户接口主要有三个，CLI、Client 和 WUI。其中最常用的是 CLI，CLI 启动的时候，会同时启动一个 Hive 副本。Client 是 Hive 的客户端，用户连接至 Hive Server。在启动 Client 模式的时候，需要指出 Hive Server 所在的节点，并且在该节点启动 Hive Server。WUI 通过浏览器访问 Hive。

（2）元数据存储：Hive 将元数据存储在数据库中，如 mysql、derby。Hive 中的元数据包括表的名字、表的列和分区及其属性、表的属性（是否为外部表等）、表的数据所在目录等。

● 分布式内存计算框架——Spark

Spark 是一个开源的并行数据处理框架,能够帮助用户简单地开发快速、统一的大数据应用,对数据进行协同处理、流式处理、交互式分析等。Spark 具有如下特点。

(1)快速:数据处理能力比 MapReduce 快 10～100 倍。

(2)易用:可以通过 Java、Scala、Python,简单快速地编写并行的应用来处理大数据量,Spark 提供了超过 80 种高层的操作符来帮助用户组件并行程序。

(3)普遍性:Spark 提供了众多高层的工具,例如 Spark SQL、MLib、GraphX、Spark Streaming,可以在一个应用中将这些工具进行组合。

(4)与 Hadoop 集成:Spark 能够直接运行于 Hadoop 2.0 以上的集群,并且能够直接读取现存的 Hadoop 数据。Spark 和 CDH 紧密结合,可以通过 Cloudera Manager 部署安装 Spark,并有效管理、监控 Spark 集群。

Spark 提供了一个快速计算、写入以及交互式查询的框架。相比于 Hadoop,Spark 拥有明显的性能优势。Spark 使用 in-memory 的计算方式,通过这种方式来避免一个 MapReduce 工作流中的多个任务对同一个数据集进行计算时的 IO 瓶颈。Spark 利用 Scala 语言来呈现,Scala 能够使其处理分布式数据集时像处理本地化数据一样。

除了交互式的数据分析,Spark 还能够支持交互式的数据挖掘,由于 Spark 是基于内存的计算,很方便处理迭代计算,而数据挖掘的问题通常都是对同一份数据进行迭代计算。除此之外,Spark 能够运行于安装 Hadoop 2.0 YARN 的集群。Spark 之所以能够在保留 MapReduce 容错性、数据本地化、可扩展性等特性的同时,保证性能的高效性,并且避免繁忙的磁盘 IO,主要是因为 Spark 创建了一种叫作分布式数据集(resilient distributed dataset,RDD)的内存抽象结构。

原有的分布式内存抽象,例如 key-value store 以及数据库,支持对可变状态的细粒度更新,这一点要求集群需要对数据或者日志的更新进行备份以保障容错性。这样就会给数据密集型的工作流带来大量的 IO 开销。而对于 RDD 来说,它只有一套受限制的接口,仅仅支持粗粒度的更新,例如 map、join 等。通过这种方式,Spark 只需要简单地记录建立数据的转换操作的日志,而不是完整的数据集,就能够提供容错性。这种数据的转换链记录就是数据集的溯源。由于并行程序,通常是对一个大数据集应用相同的计算过程,之前提到的粗粒度的更新限制并没有想象中的大。事实上,Spark阐述了RDD完全可以作为多种不同计算框架,例如MapReduce、Pregel等的编程模型。

同时,Spark提供的操作允许用户将显示的数据转换过程持久化到硬盘。数据本地化,是通过允许用户能够基于每条记录的键值,控制数据分区实现的。采用这种方式的一个明显好处是,能够保证两份需要进行关联的数据将会被用同样的哈希算法进行存储。如果内存的使用超过了物理限制,Spark将会把这些比较大的分区写入硬盘,由此来保证可扩展性。

● 大数据开发管理——Hue

Hue是一个能够与Apache Hadoop交互的Web应用程序,一个开源的Apache Hadoop UI。

特性:程序里包含1个HDFS的文件浏览器、1个MapReduce/YARN的Job浏览器、1个HBase的浏览器、Hive、Spark、Cloudera Impala和Sqoop的查询编辑器。它还附带了一个Oozie的应用程序,用于创建和监控工作流程,还有一个Zookeeper浏览器和SDK。

Hue的核心功能如下。

(1)访问HDFS和文件浏览。

(2)通过Web调试和开发Hive以及数据结果展示。

(3)查询Solr和结果展示,生成报表。

(4)通过Web调试和开发Impala交互式SQL Query。

(5)Spark调试和开发。

(6)Oozie任务的开发、监控和工作流协调调度。

(7)Hase数据查询和修改、数据展示。

(8)Hive的元数据查询。

(9)MapReduce任务进度查看、日志追踪。

(10)创建和提交MapReduce、Streaming、Java任务。

(11)Sqoop的开发和调试。

(12)Zookeeper的浏览和编辑。

(13)数据库(MySQL、PostGres、SQlite、Oracle)的查询和展示。

(14)数据安全与权限管理。

● 工作流任务调度器 Azkaban

Azkaban 是由 Linkedin 开源的一个批量工作流任务调度器,用于在一个工作流内以一个特定的顺序运行一组工作和流程。Azkaban 定义了一种 KV 文件格式来建立任务之间的依赖关系,并提供一个易于使用的 Web 用户界面维护和跟踪工作流。

Azkaban 的功能特点如下。

(1)方便上传工作流。

(2)方便设置任务之间的关系。

(3)工作流调度。

(4)认证/授权。

(5)能够杀死并重新启动工作流。

(6)模块化和可插拔的插件机制。

(7)项目工作区。

(8)工作流和任务的日志记录和审计。

3.4.1.3　数据仓库建设

数据仓库是一个面向主题的、集成的、非易失的,反映历史编码历史变化的数据集合,用于支持管理决策。

随着大数据、云计算等技术的应用和普及,互联网环境下数据处理呈现出新的特征:业务变化快、数据来源多、系统耦合多、应用深度深。业务变化加快导致数据来源增多,以前的数据大多来自应用系统数据库,基本为结构化数据,比如 Oracle、MySQL 等数据。现在的互联网环境下有了更多的数据,比如网站的点击日志、视频数据、语音数据,这些数据都需要通过统一的计算来反映企业的经营状况。在互联网环境下,系统耦合也相对比较多,最重要的是要注重如何在这样的环境下加深数据整合、提升应用深度。从应用深度上来说,之前更多专注于报表分析,在大数据环境下则更多地进行算法分析,通过建立数据模型去预测未来的趋势。

在高需求下,传统仓库必然面临着挑战:数据量增长过快导致运行效率下降、数据集成代价大、无法处理多样性的数据、数据挖掘等深度分析能力欠缺。在阿里云的数据仓库构建过程中,总结出以下四个衡量标准:

(1)稳定——数据产出稳定并有保障,维护系统的稳定性;

(2)可信——数据干净,数据质量足够高,带来更高效的应用服务;

(3)丰富——数据涵盖的业务面足够广泛;

(4)透明——数据的构成体系要足够透明,使得用户放心。

所以在构架构建医疗联合体大数据仓库时遵循如下设计准则:

(1)自上而下＋自下而上地设计,数据驱动和应用驱动整合;

(2)在技术选型上注重高容错性,保证系统稳定;

(3)数据质量监控贯穿整个数据处理流程;

(4)不怕数据冗余,充分利用存储交换易用,减少复杂度和减小计算量。

本次数仓的数据处理,主要采用上下三层机构(见图3-22)。

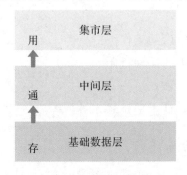

图 3-22　数据处理

这样设计是为了压缩整体数据处理流程的长度,扁平化的数据处理流程有助于数据质量控制和数据运维;把流式处理作为数据体系的一部分,能够更加关注数据的时效性,使得数据价值更高。

基础数据层的主要任务如下。

(1)数据采集:把不同数据源的数据统一采集到一个平台。

(2)数据清洗:清洗不符合质量要求的数据,避免脏数据参与后续数据计算。

(3)数据归类:建立数据目录,在基础层一般按照来源系统和业务域进行分类。

(4)数据结构化:对于半结构化或非结构化的数据进行结构化。

(5)数据规范化:规范维度标识,统一计量单位。

数据中间层的主要任务是围绕实体打通行为,能将数据源进行整合。

数据集市层的主要任务是需求场景驱动的集市层建设,各集市之间是垂直构建,能够快速试错,深度挖掘数据价值。

● 数据仓库设计

数据仓库的整个业务流程如图 3-23 所示。

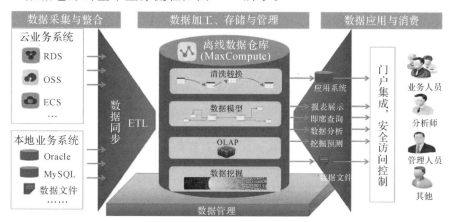

图 3-23　数据仓库业务流程

● 过程详述

整个过程可以分为三个层次：数据整合、数据体系、数据应用。

（1）数据整合（数据源到 ODS）

数据源的平台包括 HIS、LIS、PACS、EMR 及病案系统、手麻系统等业务系统，数据包括门诊业务表、住院业务表、电子病历业务表、病案表、检查检验业务表、手麻业务表。

通过全量同步和增量同步这两种方法，将数据从医院业务数据加载到大数据仓库。全量同步：每次把全量数据同步到大数据仓库对应的表。增量同步：每次把有变动的数据同步到大数据仓库对应的表。只要上传时间为当天的记录，就是当天的增量数据，所以在同步的时候，只要对上传时间进行判断即可。

（2）数据上云（同步）方式

数据上云有许多种方式，典型的工具有 Tunnel、DataX 和 DataWorks，具体介绍如下。

1）Tunnel：使用 Tunnel 命令可进行数据的上传、数据的下载、数据文件的处理等。

2）DataX：DataX 是离线数据的同步工具，可高效地实现各异构数据源之间的数据同步功能，以及把数据上传到 MaxCompute 中去。其中，异构数据源包括 MySQL、Oracle、SqlServer、Postgre、HDFS、Hive、ADS、HBase、OTS、OSS、MaxCompute 等。总之，Tunnel 工具是非常重要的，如果没有 Tunnel 工具，在数据同步后数据上云到 MaxCompute 时会出现不统一的问题，最终造成开发困难。

3）DataWorks：使用 DataWorks 数据集成来定义数据同步任务，通过同步任务最终达到数据上云的目的。它的模式是向导模式或脚本模式，是基于 DataX 协议的图形界面来进行操作的。如图 3-24 所示，在使用 DataWorks 进行数据集成中需要做到四步：第一步，配置数据来源（库和表）和数据流向（库和表）；第二步，对字段映射关系进行配置，且左侧源表字段和右侧宿表字段为一一对应的关系；第三步，对源表字段进行过滤和数据加载控制，但要注意的是对源表字段进行过滤必须在 WHERE 条件下，且不需要写 WHERE 关键字；第四步，对同步速率需进行限速控制，切分键一般用源表主键，当容错记录数和比率超过阈值时，作业报错必须终止。最终使得数据上传到大数据存储及处理平台上。通常使用数据集成功能，将系统中产生的业务数据定期导入工作区，通过 SQL 任务的计算后，再将计算结果定期导出到指定的数据源中，以便进一步展示或运行使用。

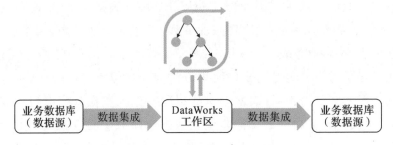

图 3-24　数据集业务流

目前数据集成功能支持从以下数据源中将数据导入工作空间或将数据从工作空间导出：RDS、MySQL、SQL Server、PostgreSQL、MaxCompute、OCS、DRDS、OSS、Oracle、FTP、dm、Hdfs、MongoDB 等。

（3）数据体系（ODS 到 DW）

数据体系的设计方法如下。

1）数据体系建立首先完成数据整理工作，保证数据格式的正确性。

2）数据仓库中不需要的数据［记录和（或）字段］应该尽早剥离。

3)只有数据质量问题无法在源应用系统中修复的时候才采用数据清洗的方法。这些问题可能需要改变源应用系统中相应程序,也可能只需要用户执行一个数据清扫的任务。

4)数据转换时,确保满足数据仓库的数据参考完整性要求。

5)采用参数化的设计方法,以便新的条件和规则增加时,只需要做最少的配置参数的工作。

6)转换程序的设计采用模块化的设计方法,以便于数据仓库后续阶段的共享。

具体内容根据后期实际调研结果确定。

(4)同步周期

数据抽取的范围涉及医院所有业务的数据,主要是 13 大块内容:HIS系统、LIS 系统、PACS 系统、EMR 系统、高值耗材管理系统、病案系统、手麻系统、护理系统、体检系统等。平台在数据抽取时根据用户对数据的查询需求进行,可以实时、按天、按月取数操作。

同步周期通常是指对在每天的特定时间点必须完成的数据抽取事件进行严格控制的时序。对时间的限制建议可以如图 3-25 表示。

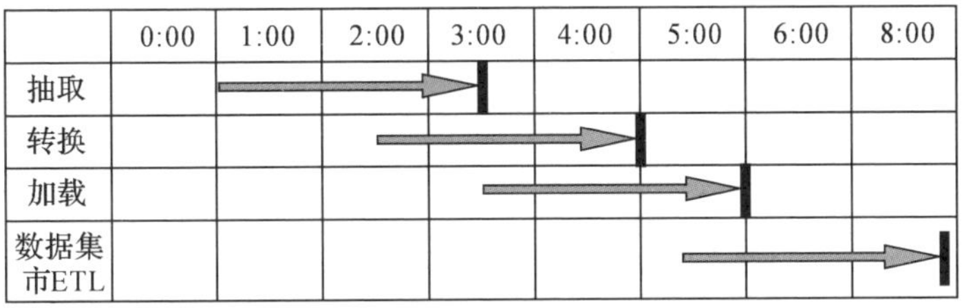

图 3-25　ETL 时间图示

从图 3-25 可以看出,为了保证每天业务人员及时使用数据仓库系统,对ETL 时间通常有如下要求。

1)3:30 之前完成数据从源系统到数据转换区的抽取工作。

2)5:00 之前完成数据转换区内的转换工作。

3)6:00 之前完成转换后数据到数据仓库的加载工作。

4)8:00 之前完成数据仓库到数据集市的 ETL 工作。

(5)建设内容

在数据标准化应用方面,我们按照医疗数据标准(参考国家、浙江省数据标准），整合医疗服务、公共卫生、预防保健等医疗健康服务记录，采集医疗服务过程中医疗机构运行效率、患者动态有关数据，采集健康生活、健康环境、健康文体等各方大健康相关数据，通过术语管理、数据标准化、统一索引、共享输出等方式为医院提供权威医疗数据出口。主题域数据集如表 3-9 所示。

表 3-9　主题域数据集

主题域	基础集
机构	医疗机构
	科室
	病区
	人员信息
患者	患者信息
	过敏史
	门急诊就诊记录
	住院记录
	基本健康信息
挂号	预约
	挂号
病历	门急诊病历
	急诊留观病历
	入院记录
	入院评估记录
	首次病程记录
	日常病程记录
	查房记录
	疑难病历讨论记录
	阶段小结
	会诊记录

主题域	基础集
病历	抢救记录
	病危通知书
	死亡记录
	死亡病历讨论记录
	出院记录
	出院评估
	出院小结
	转科记录
	转院记录
检验	检验申请
	检验登记
	检验报告
检查	检查申请
	检查登记
	检查报告
	影像资料
护理	一般护理
	危重护理
	手术护理
	出入测量记录
	护理计划
	生命体征测量记录
治疗	治疗记录
	门诊手术
	一般手术
	术前小结
	术前讨论
	术后首次病程记录

续表

主题域	基础集
麻醉	麻醉术前访视
	麻醉记录
	麻醉术后访视
输血	输血记录
费用	住院结算费用
	住院发生费用
	门诊收费记录
	体检费用记录
物料	物资采购记录
	药品入库记录
	药品采购记录
	高值耗材使用记录
体检	体检登记
	体检单
同意书	手术同意书
	麻醉知情同意书
	输血治疗同意书
	特殊检查及特殊治疗同意书
	其他知情同意书

参考文献

[1] 吴斌,黄慧萌.基于互联互通的医院信息平台建设与应用研究[J].信息与电脑(理论版),2020,32(5):171-173.

[2] 王能才,王玉珍,张海英,等.基于人工智能的医疗大数据中心设计与构建[J].中国医学装备,2022,19(2):1-5.

[3] 赵霞,刘丹红,李小华,等.卫生信息数据标准开发方法研究[J].中国数字医学,2019,14(8):22-25.

［4］蔡铭源.靖江市区域卫生信息平台应用与实践探索［J］.江苏卫生事业管理,2018,29(1):69-71,105.

［5］车慧,张允岭.借力"AB 角"工作制推进医院办公室精细化管理的思考［J］.中国卫生标准管理,2022,13(20):49-53.

［6］李志安.医疗机构"公厕革命"的实践与思考［J］.中国医院建筑与装备,2019,20(12):62-66.

［7］张其标,曹文慧.基于"钉钉群直播"打造高效在线课堂的应用实践探究［J］.中国教育信息化,2020(16):81-85.

第 4 章

基于"互联网＋"的智慧医院建设

4.1 "互联网＋"与智慧医院概述

"互联网＋"的概念于 2012 年首次提出。2015 年 7 月,国务院又接着发布了《积极推进"互联网＋"行动指南》。2020 年 5 月,李克强总理在《2020年政府工作报告》中提出,要推进"互联网＋"为数字经济创造新的利益。

"互联网＋",简单来说就是"互联网＋各种传统产业"。随着科技的发展,我们利用信息和互联网平台将互联网与传统产业融合,利用互联网的优势和特点创造新的发展机遇,促进经济形态不断演变,激发社会经济实体的活力,为改革、创新和发展提供广阔的网络平台;充分重视互联网在社会资源配置中的优化整合作用,深刻整合互联网在经济社会各领域的创新成果,将互联网作为基础设施和实现手段,提高整个社会的创新和生产力,形成一种新的更广泛的经济发展形式。

"智慧医院"的概念于 2009 年首次提出,这是一种新的医院建设方法,以方便居民医疗。2019 年 3 月,国家卫生健康委员会发布了《关于印发医院智慧服务分级评估标准体系(试行)的通知》,旨在引导医院不断加强信息化建设,根据问题和需求提供智能化服务,为进一步建设智慧医院奠定基础。

目前,智慧医院的建设主要包括三个方面,即医护人员智慧医疗、患者智慧服务和医院管理人员智慧管理。目前,中国正在努力建设智慧医院,这将大大缩短患者排队挂号和预约就医的时间,解决当前的一些医患冲突,真正方便人们的医疗。同时,智慧医院的建成有助于提高医生的效率,降低医疗成本。此外,智慧医院的建设可以显著减少医疗资源不平衡带来的各种问题。

新的"互联网＋"智慧医院主要基于移动终端,借助微信平台建立微信公众号,患者可以在移动终端上清楚地了解各医院的医疗资源,通过良好的沟通选择自己的医疗系统与医务人员签约,利用移动终端便捷的支付功能,随时随地获取支付、预约、会诊等服务。收费系统公开透明,让患者及其家属及时了解药品价格。支付宝还为我们提供在线医疗基金,与医保挂钩,提供费用减免等服务。随着政策的放开,越来越多的智慧医院将提供医保报销、处方外延、慢病管理、健康管理等服务,伴随医联体的不断融合,医疗资源配置将得到极大的优化,人们"看病贵,看病难"的窘境也将得到一定的缓解。

4.2 "互联网＋"智慧医院的建设现状

4.2.1　智慧医院的数字化管理、云平台服务

"互联网＋"在智慧医院建设中起到辅助作用,医务人员可以查看患者信息,患者也可以通过互联网了解自己的治疗情况。在智慧医院建设过程中,互联网的作用是将所有信息直接传输到云端,使用互联网技术处理医院数据,这可以大大减少医院工作人员处理信息所花费的时间和精力。医疗数字化可以将医院的每一个方面都管理得非常妥当,每项数据也都能够以清晰明了的方式展示出来,像挂号、缴费、医保报销、医嘱等信息都是可以在平台上找到的,并且人们还可以在医院的平台上办理相关的医疗服务手续。在互联网的帮助下建设智慧医院,在为医院的工作提供了方便的同时,也满足了人们的实际需求。但是,医院还是需要有专门的人来进行与智慧医院建设相关的系统维护工作的。通过进行智慧医院建设,可以让人们在生活当中真正体验到医疗数字化管理与医疗平台带来的便利化服务。

4.2.2 "互联网十"智慧医院建设下的人工智能

智慧医院的建设离不开互联网服务。在这个时代,人们生活的方方面面都与互联网紧密相连。"互联网十"与许多行业有不同程度的整合。在医疗方面,"互联网十"扮演着不可替代的角色。人工智能是智慧医院建设中的一个重要方面,如今,人工智能在中国医疗行业得到了广泛应用。例如,医疗机器人将在建设智慧医院方面发挥非常重要的作用,在这里,机器人并不只是辅助医护人员的工作,机器人技术还能够给患者带来很大的好处。当人们的肢体受到损害,借助智能的假肢、辅助设备可以修复人们已经受损了的身体部位。人工智能还能够在药物研发当中起到一个很好的作用,例如,药物研发人员在进行药物研究时,可以利用相关的技术手段筛选出一些更加适合的药物、化合物,并且通过大数据对一些药物信息进行分析。此外,人工智能还可以对药物所能够产生的作用进行预测,这样可以大大地降低失误率。

4.2.3 人工智能在智慧医院建设过程中的作用

在建设智慧医院的过程中,"互联网十"可以发挥重要作用。例如,医生在诊断和治疗患者时,可以通过人工智能为患者制订疾病治疗计划。但是,我们应该知道,人工智能在这方面只能起辅助作用,不能完全取代人。医生在治疗疾病时,有些病因学数据无法通过医生的诊断和治疗直接获得,而通过人工智能,医生可以对患者进行更深入的检查,通过人工智能了解人体组织的某些状况。例如,患者的身体内部无法直接暴露,在这方面,医生可以利用人工智能通过一些患者的影像智能识别或反映患者的疾病状况,然后做出诊断和治疗方案。

4.2.4 智慧医院信息化平台整体结构的搭建

从"互联网十"的角度,为不断提高智慧医院的建设水平,开展临床无纸化、诊断智能化临床治疗、业务流程闭环化、患者服务立体化、医院科学管理、医院集团合作、数据平台开放、医院设备云管理网络和平台维护等工作,医院应开始建设信息平台,因此平台建设的标准化和智能化是规划的目标。同时,必须运用科学严谨的技术构建信息平台的制度模式,使之智能化,从而使得临床活动更加高效，显著提高医疗服务水平和医疗服务质量。

4.2.5　信息化平台层次结构的设计

在智慧医院建设中，信息平台分为三层。第一层是终端感知层。终端感知层可以结合多种智能设备，利用互联网获取智慧医院建设所需的多样化信息，然后上传到网络感知层。第二层是网络感知层，是智慧医院信息平台的神经系统，它可以传输终端感知层生成或收集的所有类型的信息。网络感知层可以防止信息传输中出现错误，并且可以综合管理平台中相互独立的各种信息，形成相互关联的有机整体。第三层是信息处理层，处理层的主要工作内容是负责接收网络感知层传递过来的多元化信息，然后结合人工智能将这些信息进行分析整合，而且能够在第一时间将信息作为参考对象找出解决办法并反馈，处理层就好比是智慧医院信息化平台的神经中枢。最后一层是信息应用层，前面三项工作完成之后，往往会将信息处理的结果上传至应用层，应用层会将结果进一步处理，之后根据信息的不同内容来进行传递和发送，人们就可以根据自己的需要来进行选择。通过信息化平台的实施，医院工作人员能够更便捷地执行任务，并且更高效地完成工作指标。

4.2.6　信息化平台运转方式的分析

在这个阶段，许多医院正在转变为智慧医院。互联网技术与医疗企业的联合发展是必然的，随着社会发展速度的加快，社会对医疗条件的需求也逐渐增加。考虑到各种因素，智慧医院信息平台可以实现社会不同领域医疗信息资源的共享，智慧医院打破了传统的信息获取方式，也打破了医疗企业在时间和空间上的束缚，解决了传统的患者排队挂号问题。

4.3　智慧医院体系建设现状

4.3.1　智慧医院体系基础建设情况

在智慧医院系统建设中，基础设施建设是一项与智慧医院关联性很强的建设项目。基础设施建设的完整性在很大限度上影响着智慧医院系统的效率。目前,大多数医院都有智能服务终端,方便患者登记、支付和打印。增加基础智能设备的数量,完善设备功能,可以为医疗服务提供更好的条件,让患者享受到更实惠的医疗服务。在现阶段建立智慧医院系统的过程中,还需进一步增加基础智能服务平台的建设数量。目前医院的人流量较大,并且随着社会发展和人口老龄化等问题的发展,医院的人流量会持续增加,智能服务平台现阶段虽然在一定程度上提升了医疗服务的能力与速度,但是仍然存在自助智能终端前排长队的情况。此外,智慧医院的智能服务终端对患者的能力有一定要求,很多年龄较大、不熟悉互联网或智能服务的患者在使用智能服务终端时会遇到一定的困难,而医院就诊患者的年龄层次、文化程度以及病情进展状况等都不相同,在智能服务设备指导使用方面还需要加强引导,确保每个智能服务终端前都有引导人员指引患者进行挂号、缴费等操作。

4.3.2　智慧医院体系的功能建设

在构建智慧医院系统中,基础设施建设可以在帮助患者完成治疗服务方面发挥关键作用,而与基本服务相对应的智慧医院系统的功能建设与医疗服务质量息息相关,智慧医院系统的功能结构是否完整,功能是否满足患者的需求都是需要首先考虑的问题。在智慧医院系统功能的完整构建中,目前包括挂号、支付、查询等,患者可以自行打印成本清单、检查报告或影像胶片。智慧医院系统功能建设越完善,为患者提供的医疗服务越多,有利于患者更好地完成医疗活动[1]。智慧医院系统不仅在功能的建设上优化了智能终端的功能,而且其中的各种智能网络系统也对患者就诊过程产生了重要影响,比如公共微信平台、医院 App、医院网站建设等。与患者在线咨询和病情咨询相关的服务文章数量的增加可能会使患者更好地了解自己的病情。在线注册和其他服务可以先发制人地控制患者的病情,节省患者的进入时间,提高治疗效率[2]。

4.3.3　智慧医院体系的升级

智慧医院体系是一个不断发展的过程。现阶段,智慧医院系统应根据现状不断完成设备升级、自助网络平台完善等服务。除了随着智慧医院系统的建立,设备本身的功能不断扩展外,智能终端设备的数量也应根据医院规模和患者流量适当增加,确保智能服务系统能够为患者提供有效的服务,为患者节省住院时间,特别是节省挂号、缴费等的时间,提高就诊效率。另外,智能化体系建设的升级工作也十分重要,智慧医院体系的建设与医疗水平相对应,医院应该根据院内各个科室的实际情况为患者提供有效的智慧就医服务,因此在智慧医院体系建立中应当逐渐增加各科室的智能化特色服务,比如提供检验科和影像科报告的自助打印等服务[3]。同时,应当重视多渠道网络服务平台的建立,比如通过医院的 App、官方的微信公众号、医院终端自助机建设,可以完成患者挂号、缴费等流程,方便患者进行后续的优质、高效医疗服务活动。智能化升级同样也是智慧医院体系建设中不可忽视的一个问题,目前智慧医院体系建设中的智能化状态仍具有一定滞后性,很多服务内容并不够人性化,容易让患者感到困惑与费解,因此有必要让医疗服务体系变得人性化。通过人工智能优化的方式,充分了解患者的需求,同样是智能化体系应该注重的升级内容。

4.4　物联网技术在医疗领域中的应用

4.4.1　物联网概念

物联网的概念是在 1999 年提出的,它是语音编码、RFID 技术和互联网相结合的产物,当时,在互联网、RFID 技术和 CPE（common platform enumeration,通用平台枚举）标准的基础上,在计算机互联网的基础上,利用 RFID 技术和无线数据通信技术,构建了"物联网"。物联网技术能够实现对线上全球信息的实时共享,这也是 2003 年第一轮家庭物联网繁荣的基础。后来,随着移动网络和智能手机的发展,越来越多的智能设备或传感器设备接入网络共享数据。

4.4.2　物联网技术

物联网的基本技术是基于嵌入式设备通过网络连接各种事物,技术原理是集成不同的传感器、射频设备和定位设备,物联网主要解决物联网

(T2T)、人对物联网(H2T)和人对人联网(H2H)的互联问题。物联网的特点是便于识别、管理和控制,而不是完全依靠个人电脑。物联网所使用的网络不只限于传统电脑之间的互联网,也可以在传统计算机之间使用类似于互联网技术的低功耗网络技术[4]。

4.4.3　物联网原理

一般来说,基本的建筑物联网主要由传感器、嵌入式设备和其他组件组成,这些组件通过"采集－传输"过程进行连接。设备的互联网传感器类似于人体的五种感官,负责收集各种数据。RFID是一种无线通信技术,它可以在设备之间进行无机械或光学接触的通信,以确保信号传输的准确性和及时性。物联网操作的基本原理为传感器通过电缆或RFID将数据传输到嵌入式设备,由嵌入式设备计算并制定配置策略,并根据约定的协议通过通信设备传输处理后的数据。

4.4.4　物联网政策

工业和信息化部、中央网络安全和信息化委员会办公室、科学技术部、生态环境部、住房和城乡建设部、农业农村部、国家卫生健康委员会、国家能源局等八部门联合印发《物联网新型基础设施建设三年行动计划(2021—2023年)》。目标为到2023年底,在国内主要城市初步建成物联网新型基础设施,社会现代化治理、产业数字化转型和民生消费升级的基础更加稳固。突破一批制约物联网发展的关键共性技术,培育一批示范带动作用强的物联网建设主体和运营主体,催生一批可复制、可推广、可持续的运营服务模式,导出一批赋能作用显著、综合效益优良的行业应用,构建一套健全完善的物联网标准和安全保障体系。

4.4.5　物联网在医疗领域的应用

从医疗领域来看,物联网主要是指对医院员工实施智能医疗和对医院运营的智能管理。当物联网应用于医院时,它可以完整地收集、处理和存储医疗信息、药品信息等重要信息,特别是患者的既往病史、各种检查和治疗记录、药物过敏等电子文件。医生和护士可以实时监控患者的生命体征和治疗情况,防止后续治疗过程中药物的误用,物联网技术可以自动提醒护士在一定时间内给患者用药,让他们充分认识到医院管理的智能化。因此,医院员工应充分了解物联网技术,将物联网与医疗系统深度融合,促进医疗行业的智能化发展[5]。

物联网在医疗领域的应用主要体现在以下三个方面:第一,精准医疗将物联网技术应用于医疗过程,可以通过互联网在线监控手段对医疗过程进行监控和管理,在人为因素等不可预见的情况下,降低医疗事故的发生率,因此,提高医疗过程的准确性可以确保患者的生命安全;第二,将物联网技术应用于医疗流程可以促进这一领域的数字化,并采用效益更佳的手段来控制患者和远程医疗流程,采用更加方便的手段把控患者和远程医疗过程,并实现快速调阅、识别以及后续分析;第三,智慧医疗将物联网技术应用于医疗过程中,能够实现场景分析与医疗相关联事物的自动定位、监测、识别和管理等,提高医疗过程的智能化水平。

4.4.5.1　医疗物品管理

药品和医疗器械的品种多、数量大、管理难度大是药品管理过程中的主要问题。在医疗物资管理过程中,通过互联网应用技术,可以实现自动识别、定位和管理,对互联网上的医疗物资进行监控和管理,提高医疗物资管理的质量和效率。科技物联网在医疗物资管理中的应用主要包括两个方面:一方面,适用于医疗物资的协调和管理,可以通过物联网技术建立一个实现资源共享的医用物资信息网络系统,有利于协调管理医用物资;另一方面,应用于医用物资防伪的过程中,将智能的附加标签贴于医用物资的包装上,通过物联网技术,我们可以实现对医用物资信息的自动识别、医疗物资流通环节的自动监控,能有效地防止假冒伪劣的医用物品进入医疗系统中。

4.4.5.2　患者身份识别和监护管理系统

患者识别系统的主要功能是在患者入院时通过入院登记系统输入患者的身份信息,生成单个电子标签手环。当患者佩戴电子标签手环时,电子腕带发送的信息可以随时通过无线物联网进行检测,医务人员也可以随时通过物联网获取患者的身份信息,方便医护人员做好患者管理,电子标签同时还可供远程识别。患者佩戴电子标签手环后,当发生异常坠落时,可将此信息及时上传至监测站并触发报警。当患者未经许可离开护理区时,电子标签手环还可以触发早期警报,以实现良好的患者管理。随着医疗检测系统在互联网上的广泛应用,医院可以对佩戴电子标签手环的患者进行实时监控,以便为患者提供良好的服务。夜间假如患者无人陪伴,相关医护人员也可以通过电子标签手环了解患者的状态,从而给患者提供良好的监护和关怀。当患者在医院中发生了一些紧急情况时,电子标签手环也会在系统内发出相关的提示,从而方便医护人员及时采取相应的急救措施。

4.4.5.3 血液管理系统

为了预防血液感染的发生,提高血液管理的可控性,将互联网技术应用于医学领域,加强血液管理是非常重要的。医疗部门的血液管理主要采用RFID技术,实现实时交互和信息处理。该技术可以全面监控和管理血液采集和储存过程,使所有血液保护透明化,有效防止血液感染,提高医务人员的工作效率。

4.4.5.4 远程监控

移动医疗系统是为满足当前市场需求而衍生的一种新型医疗系统。在移动医疗系统中,慢性病患者可以被实时监控并远程监护。当患者通过互联网与医生沟通时,对话的全过程和患者信息将被录入物联网系统,便于医务人员进行后续治疗。

随着社会老龄化的加剧,慢性病监测和老年人日常监测占用了大量的医疗资源,这使得医患供需矛盾日益突出,影响社会稳定和发展,而互联网技术在远程监控中的应用,使得各种设备可将患者的几个重要指标集成到互联网系统中进行监测。互联网系统可以自动整合和分析患者的各种生命体征,及时监测老年人的身体状况,如有紧急情况则提醒医务人员积极抢救。互联网技术应用于远程监测方面有两个优势:一是能显著降低不必要的恶性医疗事故的发生率,提高我国的基本医疗卫生水平;二是可以提高医疗资源利用率,缓解医疗供需矛盾。

4.4.5.5 医院患者管理

目前,物联网技术被广泛应用于医院管理,使医疗工作更加智能化,大大提高了医疗工作效率。物联网技术在医院管理中的应用主要包括三个方面:第一,将 RFID 技术应用到体检过程中,医务人员可以分发与患者相关的 RFID 设备,实现自动化管理,避免不当事件和错误的发生,提高体检效率;第二,在应用 RFID 技术识别患者信息的过程中,医院可以将患者的个人医疗信息存储在 RFID 设备中,医务人员可以通过扫描 RFID 设备快速获取患者的医疗信息,并对患者采取及时、合理的诊疗措施;第三,将 RFID 技术应用到移动医疗过程中,医护人员可以通过 RFID 设备实时监测患者的生命体征,实现远程动态监测,有利于医务人员及时发现患者身体状况异常,并及时予以救治。

4.4.5.6　设备信息共享与远程手术

在远程手术中,医生使用远程医疗技术在不同的位置实时完成远程患者的诊疗流程,包括远程会诊、手术观察、手术指导、手术等。通过术前的远程患者会诊,远程中心和现场的医生通过物联网分析患者数据,制订手术计划,应用虚拟现实技术进行手术测试,模拟他们在手术过程中可能遇到的紧急情况,并准备可能的备用干预计划。当患者进行远程手术时,外科医生在中心站点,通过物联网技术获取患者和环境信息,远程控制不同位置的远程站监控设备和手术机器人进行操作。操作在中心站点的虚拟手术室和远程站点的实际手术室同时进行。第一个是用患者的信息数据重建的虚拟对象;第二个是使用基于互联网的精确检测技术传输的空间透视图的图像,姿态信息和重要的生理信息被传输到控制中心,并准确地给操作员显示。这一虚拟现实数字手术方案可实现两地无缝对接,是远程手术的技术基础。

4.5　智慧医院在"互联网＋"背景下的机遇

4.5.1　提高智慧医院资源配置

随着科学技术的发展,互联网技术的新发现打破了传统医院资源配置不足的现状,在智慧医院建设方面,我们可以整合多个机构的计算机资源,利用我们的信息平台,不断向不同行业的人宣传不同疾病的预防措施,整合不同的资源进行医疗分配,不断加强不同部门之间的合作与交流,优化和改善医院资源配置。智能化医院信息平台还可以合理管理医院员工,提高员工的工作效率。

4.5.2 加强智慧医院转型发展

在"互联网+"的背景下,现代医院不断向智慧医院转型,摒弃传统的社区结构,在开放、共享的基础上,逐步提供互联网远程诊疗服务,真正实现以患者为中心的目标,结合互联网的优势,智慧医院的建设已经从传统的单一层次向多层次转变,从而不断提高人们的生活质量,促进智慧医院的转型和发展。

4.5.3 实现智慧医院信息共享

传统的医院信息管理不可避免地会出现许多问题,如果没有互联网技术的支持,医院将受到信息孤岛的限制,但在互联网应用的基础上,可以利用互联网上的大数据等先进技术进行数据信息管理,使得数据信息的各个方面在运行中不会断开,从而打破了智慧医院建设中信息孤岛的限制,实现了有用信息的高度共享,显著提高了智慧医院的建设质量[7]。

4.6 "互联网+"背景下智慧医院建设的价值

4.6.1 有利于提升医院的医疗质量

智慧医院是基于云计算和人工智能等互联网技术的新概念,旨在提高医院的医疗质量,将不同的医院基础设施集中在一个平台上,在智能基础设施中,对传统的医院医疗服务进行全面更新,为群众提供智能化服务,比如患者需要治疗时,不需要传统的排队挂号,他们可以利用互联网技术在医疗平台上预约和登记,这不仅节省了患者的等待时间,而且提高了医疗效率,提升了患者的医疗体验。家庭医生签约服务、智能医疗支付服务等显著提升了医院的医疗质量。

4.6.2 有利于提升医院患者的生活便捷性

现代互联网的发展给人们带来了难以想象的便捷,基于互联网的"智慧医院"也继承了互联网的诸多优势,通过互联网技术创造了一个智能化的医院信息管理系统。该系统能够传输各种医疗服务,满足医院患者的基本需求,具有非常强大的实用功能。例如,在医院安全方面,该系统具有访问控制功能,需要在进入前验证身份。此外,该系统还可以将远程互联网控制技术应用于智能医疗事业,相关医务人员可以使用远程医疗对患者进行诊断和治疗。

4.6.3 有利于提升医院的治安管理水平

在生活中,人们非常关心安全问题。在智慧医院的管理中,使用"互联网＋"技术实现了多个系统同步运行。医院安全管理人员可以通过访问智慧医院系统中的图像信息来控制潜在情况和安全问题。智慧医院中使用了许多"互联网＋"技术,从而可以更好地保障医院医护人员和患者的安全,提高医院的公共安全管理水平。

4.7 建设智慧医院的具体措施和建议

4.7.1 政府积极引导建立相关法律法规

智慧医院的建设离不开政府的重视和帮助。它需要国家政府的支持和投资,需要相关法律法规的指导,从患者的角度出发,对智慧医院的管理和宏观调控进行规划,制定与互联网在线诊断相关的政策、规定、法律法规。

4.7.2 强化智慧医院的资源整合作用

在"互联网＋"时代,网络可以用来整合资源,更好地为患者诊断和治疗,因此传统医院慢慢接近智慧医院是不可避免的发展趋势。利用互联网资源可以促进智慧医院的创建和发展,而智慧医院可以很好地整合医疗资源,促进医院资源的最大化开发,促进医院的建设和发展。

4.7.3 提高对医疗质量的管理水平,增强医院治理能力

现代智慧医院建设的关键在于医疗应用管理。高质量的医疗管理对提高患者的健康效率和促进医生的方便医疗起到了很好的作用。因此,医疗质量的管理和发展直接影响到医院的工作质量和效率,我们也应该关注智慧医院的网络安全。我们需要建立和安装先进的防火墙,确保外部网络系统安全,有效识别风险,修复漏洞,确保信息安全,确保网络安全和智慧医院可持续运行。

4.7.4 提高医务人员专业技术水平,加强文化建设

建设智慧医院,需要提高医务人员的医疗技术水平和人文素质,加强文化建设和人道援助,确保线上、线下智慧医院良好发展,了解患者病情,实施多学科联合诊疗,优化治疗体系,确保诊疗疗效,保证提高智慧医院的医疗水平和提升医务人员的综合素质,为患者提供更好的服务。

4.8 "互联网十"医共体建设概述

医共体是指一个国家区域内的医院与其他医疗服务机构和组织联系在一起,重新组合、重新构建的一个整体性的全新医疗组织框架。医共体是服务共同体、利益共同体、责任共同体、管理共同体"四位一体"的区域医疗共同体。"互联网十"医共体是"让技术多跑路、患者少跑路",促进医疗资源纵向流动,使得患者在家门口就能享受到省级医院的诊疗服务,形成基层首诊、双向转诊、急慢分治、上下联动的分级诊疗格局。

4.8.1 国家政策背景

4.8.1.1 国家鼓励医院通过"互联网十"的方式推动信息化改革

近年来国务院办公厅正式发布《关于积极推进"互联网十"行动的指导意见》《健康中国 2020 战略研究报告》等政策性文件,推动我国医疗信息化行业发展。同时,政策中提出要积极探索互联网延伸医嘱、电子处方等网络

医疗健康服务应用。随后,该意见迅速在全国各地医院得到落实。

4.8.1.2 多项医改新政发布,大中型医院急需应对

近年来,《国务院深化医药卫生体制领导小组关于进一步推广深化医药卫生体制改革检验的若干意见》(以下简称《深化医药卫生体制改革意见》)、《医师执业注册管理办法》等一系列政策被推出,进而推动药品零差价、医生多点执业、分级诊疗,鼓励社会机构设置检查、检验科室等医疗改革。

《深化医药卫生体制改革意见》中指出,需要充分利用互联网技术,改善群众就医体验,加强健康信息基础设施建设;形成以电子处方、电子病历等为核心的基础医疗数据库及个人健康档案;推进便民惠民服务,优化诊疗流程,统筹安排预约、检查、诊疗、转诊、支付结算等环节,健全检查检验结果互认机制,放大优质资源辐射作用。

4.8.2 地方政府纷纷落实互联网医院建设政策,国家呈支持态势

各地方政府(如四川、贵州等地)也都出台了直接鼓励建设互联网医院的政策。2015 年 8 月,四川省卫生计生委出台《关于开展家庭远程医疗试点工作的指导意见》,探索并试点家庭网络医疗服务。2016 年 7 月,贵州省卫生计生委、贵州省食品药品监督管理局下发了《贵州互联网医院试点工作实施方案(试行)》和《贵州互联网医院试点工作实施细则(试行)》,并在全省范围内开展互联网医院试点工作。2016 年 11 月,四川省卫生计生委发布《关于制定互联网医疗服务项目价格的通知》,自上而下地从政策层面解决互联网医疗的项目价格、医保结算、收费标准等问题。同时,在线医保结算更将进一步推动互联网医院的发展,因此不同地区的医院都相继开始建设互联网医院来克服落实相关政策带来的困难。

4.8.3 互联网医院的行业趋势

智研咨询发布的《2020—2026 年中国互联网医疗产业运营现状及发展前景分析报告》数据显示:随着政策利好、技术进步和居民健康意识提升,近年来我国互联网医疗始终保持年均复合增长率(compound annual growth,CAGR)30％以上的高增长态势。如图 4-1 所示,2016 年我国狭义互联网医疗市场规模为 110 亿元,预计 2026 年增长到约 2000 亿元。2019 年,我国大

健康产业规模约为 8.78 万亿元,按照目前渗透率 8% 来计算,我国广义互联网医疗的产业规模约为 7024 亿元,未来渗透率有望进一步提升,发展空间巨大。我国互联网医疗正处于从 2.0 时代向 3.0 时代过渡转型的阶段,具体而言,即从以在线问诊、慢病管理、医生辅助和医院诊疗流程优化为代表的互联网医疗 2.0 时代向以互联网医院建设为代表的互联网医疗 3.0 时代逐渐过渡。

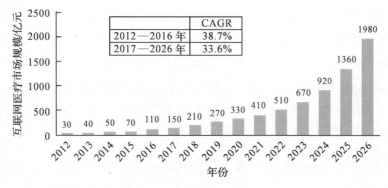

图 4-1　我国互联网医疗市场规模分析及预测

根据统计发现,互联网医院前三强仍然是宁夏回族自治区、广东省和山东省,地方先行先试政策推动了当地互联网医院的快速发展。值得注意的是,超过一半的专科互联网医院聚焦于妇儿领域。

4.8.4　互联网医院的项目价值和意义

(1)扩大总门诊量,提高医技利用率

围绕"统一平台、闭环医疗、数据共享、医联服务"的建设思路,通过预约检查、预约床位、视频问诊、图文咨询等功能的实现,互联网医院将帮助医院扩大服务半径,带来更多患者资源,提高医院就诊量与各类业务量,提高医疗资源(医生资源、检查设备、床位等)利用率,同时加快推进医院的信息化建设。

(2)释放临床、医技、药剂、护理等多类型医疗资源,提高医院服务价值与能力

互联网医院将医生诊疗服务、护士护理服务、药师咨询及药品审核服务等合理地应用到线上,提升了医院的服务能力。利用互联网无地域限制的

特点,有效加强医院与协作医院、社区基层医院以及社会医疗机构(如药企)的联系与合作,真正实现"双下沉,两提升"。

(3)达到医院信息化水平新高度

以互联网为载体和技术手段,形成集多种形式的医疗服务于一体的综合性平台,提供的在线服务集中于就医流程优化的便捷服务或者远程医疗服务,将改善医院内或者是医联体内的患者的就医体验。

同时实行数据结构化存储,完善以居民电子健康档案、电子病历、电子处方等为核心的基础数据库,建立各类医疗卫生机构数据资源共享通道,为医院建设基于互联网、大数据技术的分级诊疗信息系统做准备。

互联网医院将使医院的信息化水平达到一个全新的高度。

(4)优化医院服务流程,提升医院业内口碑与标杆

互联网医院的就医流程不仅有助于解决患者就医难题,而且有助于降低患者就医成本,简化医务人员工作程序,提高服务质量,合理分配医疗资源。在促进医保合理使用的同时,也能规范慢病管理,提高患者疾病治愈率和协作医院医疗服务水平。

(5)创新合作模式,为医院迎接医改新政、市场新时代提前布局

共同探索与养老院、药店、银行、保险、医疗设备厂商等第三方的合作,实现互联网医院信息的横向、纵向联系,促进资源共享。

"互联网医院——药事服务平台"将直接打通医院与药企合作的"最后一公里",形成"医药闭环"。在服务好患者的前提下,合理应对药品零差价的影响。

4.8.5　"互联网＋"远程医疗在医共体建设中的应用

以医院的优质医疗资源为支撑,通过虚拟线上院区与实体线下院区相结合,实现线上预约问诊与线下检查检验、药物配送的无缝对接,打造医疗服务闭环。整合网络问诊、线上付费、检查预约、住院床位预约、药物自取、药物配送、慢病随访等全流程功能,联合药店、社区、协作医院等医疗合作服务点,深开渠,广铺网,方便患者实现极简就医。

云计算、物联网与人工智能(AI)将代表新一代信息技术与医学深度融合,是医疗健康发展的前沿高地,对于构建院内院外连续服务的一体化支撑体系,实现从传统的医疗救治模式向以疾病防控和健康管理为核心的新模

式转变,具有重大战略意义。

医学 AI 技术可以通过自身的学习来获得所需的医疗健康知识,从而为特定场景的医疗健康服务提供智能化决策支持,对病情做出智能决策,为智能疾病诊断系统提供一条崭新的途径。自我健康管理是个体为自身健康所做的决策和行为,特别是对于目前日益普遍的慢性病患者来说,自我健康管理支持技术是使其个人和家庭理解其疾病,了解相关干预措施和形成健康行为模式的关键技术,特别利于医院实现慢性病智能化管理。

"互联网+"远程医疗服务,为广大企事业单位职工节省时间、助其避免了往来于医院的劳碌奔波,缓解了单位员工体检的交通安全压力,让不便来院体检的员工享受到方便、快捷、优质的同质化体检服务,还可以减少其在疫情防控期间到院体检而交叉感染的风险。"互联网+"医疗车能够应对特殊的地理和气候环境,保障影像检查安全、稳定运行。另外,可通过 5G 或者宽带网络,实现专家端和扫描端的实时通信和互动操作,适用于疾病筛查、送医下乡、应急保障等多元场景。未来,居民可实现足不出户便能享受三甲医疗专家的专业诊断。同时,医务人员也可以更加便利地为基层提供实时、远程的技术指导,极大地提升影像检查的准确性。

信息技术支撑下的医生队伍、医疗设备、远程信息服务和宣传教育,可赋能各地组建网格化家庭医生团队,组建由医共体牵头、医院专科医生加盟的签约团队。可针对慢性病进行快速筛查、评估、健康教育、健康促进、健康管理和医疗服务,有针对性地开展慢性病随访工作,全科医生根据评估情况提供健康干预措施,牵头医院专科门诊,实现公共卫生服务和医疗服务的高效协同,推动慢性病全周期管理服务,从而有效地降低高危人群发病风险,实现以治病为中心向以健康为中心的转变,促进全生命周期健康。同时,"互联网+"医疗有助于各地全面加强慢性病全周期健康管理,深化分级诊疗改革。

4.9 "互联网+"时代患者隐私保护

在互联网医疗建设进程中,当前医疗改革已经进入了深水区。互联网技术解决了患者就诊困难和患者信息存储等问题,然而互联网医疗快速发展,先进的信息技术使得医疗服务平台可以长时间甚至永久存储患者的就诊信息。随着患者在就诊过程中的信息逐渐被收集,互联网的大数据分析使得机器可以推测患者的就诊行为。互联网医疗在医疗服务平台的发展对于隐私权的冲击,不仅包含法律原则和道德理论上的责任,还导致人们在进行医疗问诊过程中缺乏最基本的安全感。缺乏安全感的根本原因不仅仅是隐私的泄露,还包括被预知的可能性。对此,我们可以从制度层面、技术层面和个人保护意识层面进行探讨[8]。

4.9.1　患者隐私保护制度层面分析

在患者隐私保护方面,法律体系的渗透非常关键,必须将其威慑力和权威性充分展示出来。其中,监管部门应对网络诈骗和犯罪活动等予以严肃处理,防止患者合法权益受威胁。《中华人民共和国网络安全法》应大力执行,对医疗卫生数据相关法律规范予以深入研究、分析,尤其对于医疗数据的开放权等,实现支持体系的顺利构建。同时,应对信息安全的等级和分级制度予以严格控制,积极使用新兴防护技术,给予数据安全和传输安全一定的保障。此外,在个人隐私保护方面,密钥管理、身份鉴别也至关重要。

4.9.2　患者隐私保护技术层面分析

医学数据具有巨大的商业价值。为了防止罪犯窃取患者信息,提高信息技术的安全性是降低患者隐私泄漏风险的必要措施。主管部门可以主导医疗机构电子化和终端服务系统的全面管理和标准化建设,通过统一管理确保大型医疗数据的有序化和标准化,实施入侵监控和访问控制,增加身份认证方法,如指纹解锁和面部识别,加强系统安全性,管理大量医疗数据,防止个人信息被盗和篡改,提高医疗数据的安全性。

4.9.3　患者隐私个人保护意识层面分析

2018 年 11 月,《100 款 App 个人信息收集与隐私政策测评报告》经由消费者协会发布。根据该报告,在调研的 100 款 App(应用程序)中,九成以上的 App 所列出的信息读取权限涉嫌"越界",也就是说 100 款 App 中,九成以上的 App 经营者存在过度采集用户信息的不合理情况和问题。大多数应用程序甚至低于"通过"级别,暴露了我国消费者个人信息保护较为脆弱的情况。

当今,随着各类 App 层出不穷,互联网用户的信息安全问题引起了广泛关注。中国消费者协会发布的《App 个人信息泄露情况调查报告》中指出,安装和使用移动应用程序时,很少有用户阅读应用程序权限和用户协议或隐私政策。患者在互联网医疗平台上进行操作,哪些事项不需要实名,以及哪些条款要遵守,需要仔细阅读并甄别,从而避免个人信息被过分收集,而且要增强个人密码的复杂度,认真对待自己的隐私安全。

4.10 结 语

在这个互联网技术飞速发展的时代,许多基于互联网的新事物越来越多地改变着人类的生活。"互联网＋"时代产生的智慧医院将提供智慧医疗、智慧服务、智慧管理、智慧协调,将显著提升人们对医疗服务的获得感和满意度。未来,医疗服务将更加智能化、协作化、人性化,且价格合理。医疗机构要做好医疗、教学、科研工作,做好康复、保健、养老工作,为人们提供全生命周期、全方位的服务,为实现健康中国的国家战略目标做出贡献。

参考文献

[1] 张中花.智慧医院下病案信息管理可持续发展方向[J].中国卫生标准管理,2019,10(20):4-7.

[2] 储爱琴,司圣波,徐冬,等.以患者为中心的智慧门诊建设体系及运行成效分析[J].中国数字医学,2019,14(1):67-69.

[3] 张建忠,李永奎,曹玲燕,等.国内外智慧医院建设研究[J].中国医院管理,2018,38(12):64-66.

[4] 韩文科.基于信息技术的物联网研究与应用[J].通信电源技术,2020,37(9):174-176.

[5] 王智彪,冉鹏,陈巧.物联网技术在医疗服务领域的应用与发展现状[J].物联网学报,2018,2(3):1-10.

［6］高武,孙迎,桂坚斌,等.无线网络和移动设备在医院信息系统中的应用［J］.北京生物医学工程,2012,31(2):217-220.

［7］曹力,汤少梁,许可塑."互联网＋"时代智慧医院前景研究［J］.合作经济与科技,2015(19):68-70.

［8］胡祎.互联网医疗环境下患者隐私保护问题研究［J］.信息记录材料,2020,21(6):79-80.

第 5 章

医院智能系统建设

5.1　医院智能化

5.1.1　概　述

随着人民生活水平的提高和我国医疗卫生事业的发展,人们对医疗水平的要求越来越高,国家对新建医院和现有医院改造的投资也逐年加大,尤其对医疗设施的更新、医院环境的改善以及医院信息化的建设等方面越来越重视。医疗建筑中智能化系统的重要性越来越受人们关注,医院等级划分评定的重心从原来的"重视医疗设备、专家技术力量、床位等硬件设施"转移到了"重视医院医疗服务质量、医院管理水平等软件设施"上。这就使得医院建设相应的智能化系统成为必然,几乎所有的新建医院要求满足智能化及信息化建设的需求,如何使医院建筑智能化实施到位,满足现代化管理的需求,使有限的资金能够长期发挥作用,最终使患者及医务人员真正受益,这是我们应该特别关注的问题。

5.1.2　特点分析

医院是为患者服务的场所,医院对建筑智能化系统具有很明显的专业需求。医院作为一个专业性很强的机构,与其他机构相比具有非常显著的特点,智能化系统的建设应紧紧围绕医院自身的特点及适用对象、服务功能、医疗质量进行综合分析,确定医院智能化系统的建设目标。

医院内人员密集,身份复杂,流动性大。医院是公共场所,到医院的人包括前来就诊的患者、陪护人员、小商小贩,甚至还有一些社会闲散人员等,医院人员身份的复杂程度仅次于车站码头,因此医院的人、财、物安全就成为医院管理者所必须解决的问题,必须采用安全技术防范等智能化技术手段对人员进行合理、有效的管理来保证医院安全、有序、高效地运行。

医院内设备密集、管理复杂、物流量大。医院内均设置有大量的空调、冷热源、通风、给排水、变配电、照明、电梯等建筑设备,这些设备分布广,需要实时监视与控制的参数也有成千上万个,这就造成运行操作与管理困难。医院关于环境的舒适性、设施服务的完善性等指标日益提高,这样便给这些设备的运行赋予了更高的复杂性。使用人工对其设备进行操作和管理不仅需要大量的人力资源,而且对于工艺要求复杂的手术室、重症监护室等位置人工操作不能满足控制精度和稳定、安全地运行需要,因此必须采用自动控制等智能化技术手段对大楼内的各种机电设备进行实时监视、自动控制、统一管理,从而保证大楼内各种机电设备节能高效和优化运行。

医院内信息密集,流通复杂,实时性高。医院内的信息包括医用管理信息、医学影像信息、检验检查信息、实验管理信息、临床信息、办公自动化信息、通信信息等。因此,必须建设良好的智能化通信网络系统来形成优化合理的信息传输通道和管理体系。

医院智能化系统的建设应该以国际数字化、信息化医院先进技术为依托,与信息化体系相衔接,以信息自动化为核心,立足实际,充分运用一切成熟先进的信息技术,以适应医院信息化条件下医疗、控制、管理一体化集成的要求。坚持统筹规划、科学论证、需求牵引、总体规划、突出重点、资源共享、综合集成的思路,将医院所有要素与信息技术一体化整合,实现医院内所有系统网络化、智能化和集成一体化,系统互联、互通、互操作,可伸缩、可重组、可扩展,实现医院建筑管理自动化、医疗管理自动化、安全防范多媒体化、办公管理智能化。

医院智能化系统的建设应采用先进、成熟、实用的技术,将系统按功能、按层次做结构化模块处理,各个分系统实现智能化自控,系统之间能够数据共享,所有人机界面友好和易于操作。各系统具有开放性,在数据接口上提供与第三方系统衔接的工具,具有可扩充性和灵活性,兼容未来技术的发展趋势。构成的系统必须具有可靠性和容错性,提供安全、快速的故障恢复功能。

医院智能化建设必须实现先进性和稳定性相结合,可靠性与易操作性、易维护性相结合,最高性能和最低价格相结合,可扩展性与可升级换代性相结合,安全性和保密性相结合。整体系统的网络管理应建立在工业标准的基础上,实现智能化,能利用网络本身的数据传输和资源共享能力实现包括对各系统运行状态的监控、分析、优化、故障监测及在线排除,以及设备和部件的容错方式等网络管理。集成的可管理性是各子系统能正常运行的保证,是综合集成系统的基本性能要求。

医院智能化建设要有系统集成的思想,提高医院诊疗自动化、综合管理智能化、信息一体化的水平,以信息互联互通操作构建各类信息系统,最终形成诊疗手段完备、管理科学、信息一体化、高效节能的信息化、数字化医院。

5.1.3　建设目标

医院智能化系统通过采用现代信息技术、网络技术和自动化控制技术来更高效、更便捷、更准确地提高医院管理水平、医疗服务质量及医护工作效率。医院智能化建设的目标就是要着重解决怎样通过智能化系统的建设来实现对医院的安全、设备、信息的合理有效管理,并最终使得建成的智能化系统能为医院业务管理、设备运行以及对外服务提供一个运行平台,提供一种高科技、高效率的管理和服务手段,适应医院信息化条件下管理、控制、服务一体化集成的要求,建立一个安全、舒适、便捷的信息化、网络化、智能化的高水平医院。现阶段医院智能化系统建设的重点应该是为医院提供优质的医疗服务手段和智能化管理平台。归结为一句话就是,智能化系统是为应用和管理服务的。

5.2 医院通信网络系统

医院通信网络系统包括综合布线系统、计算机网络系统、有线电视系统、有线通信系统。

5.2.1 综合布线系统

5.2.1.1 系统功能介绍

综合布线系统(premises distribution system,PDS),是目前流行的一种新型布线方式,它解决了常规布线系统无法解决的问题。它将语言、数据、图像等信息彼此相连,使建筑物或建筑群内设备与外部通信数据网络相连接。一个设计良好的布线系统应具有开放性、灵活性和扩展性,对其服务的设备有一定的独立性,并为智能建筑或建筑群中的信息设施提供了多厂家产品兼容,模块化扩展、更新与系统灵活重组的可能性,是实现智能建筑系统集成的统一中央平台。

医院的综合布线系统以安全性、完整性、先进性、实用性、经济性、可靠性为设计原则[1],选用灵活的星形拓扑结构,每个信息通道通过简单跳线,可以灵活组网,充分体现综合布线的灵活性、扩展性。

5.2.1.2 系统结构说明

完整的综合布线系统由六个独立的子系统组成,一般采用星形结构,可使任何一个子系统独立地连入综合布线系统中,它是实现智能建筑系统集成的统一中央平台。

(1)工作区子系统,由终端设备连接到信息插座的连接,以及信息插座所组成。信息点由标记 RJ45 插座构成。

(2)水平子系统,其功能主要是实现信息插座和管理子系统,即中间配线架间的连接。常用屏蔽或非屏蔽双绞线实现,有时也用光纤。

(3)垂直干线子系统,指提供建筑物的主干电缆的路由,实现主配线架与中间配线架的连接,计算机、PBX、控制中心与各管理子系统间的连接。

常用介质是大对数双绞线电缆及光缆。

(4)设备间子系统,由设备室的电缆、连接器和相关支撑硬件组成,把各种公用系统设备互连起来。

(5)管理子系统,由交连、互连和输入输出配线管理,为连接其他子系统提供手段,由配线架、跳线设备及光缆配线架组成。

(6)建筑群子系统,实现建筑之间的相互连接,提供楼群之间通信设施所需的硬件,常用介质是大对数电缆及光缆。

5.2.1.3 系统设计要点

结合医院人员密集、设备密集、信息密集等特点,为保证医生和患者能在第一时间得到确切、可靠的信息,需要保证系统能够支持多种应用网络同时运行,有更灵活、更便捷的通道支持医院内的设备运作,故医院综合布线系统的设计需考虑以下要点。

(1)分流性。医院网络承载了大量信息内容,诸如伴随医院人流、财流、物流所产生的医疗信息、财务核算信息、行政管理信息和决策分析信息,各类医疗相关的科研信息、教学信息等。要进行信息的全程规范管理和资源的共享,搭建一个合理、有效的网络平台是首要问题。只有把所有信息进行规范的划分管理,构建各类应用网络,然后界定应用网络属性,最后运用综合布线系统实现信息流动,才能达到资源共享。

(2)安全性。建设综合布线系统的基本原则有先进性、成熟性、标准性、开放性、安全性、实用性、可扩展性、经济性。对于医院的特定应用,又以安全性最为重要。如果缺乏稳定而坚固的网络基础,网络本身势必将处于危险之中。在一个医疗网络中,网络性能问题或网络故障还可能危及患者生命。

(3)实效性。综合布线系统的信息点设置不按面积估算,而是按各医疗部门、管理部门的使用要求来决定。主干线部分应采用多模室外光缆和单模室外光缆,水平干线采用六类非屏蔽双绞线,放射科采用六类屏蔽双绞线,语音线采用三类非屏蔽线。在结算中心、收费中心、示教室、会议中心等位置设置了光纤点,采用四芯多模光纤连接到层交换机上,供专线大数据量应用。作为特殊型办公建筑,医院建筑与其他基本型建筑相比,其布线需增强系统对特殊性工作业务功能的局部侧重性,因此医院综合布线系统解决方案追求的是因地制宜的时效性。

（4）无缝性。由于医疗行业的特殊性，医护人员和患者需要在院内频繁地移动，同时在医疗中需要处理大量的信息，特别是随着医疗仪器精密技术的不断提高，用于神经外科造影技术的图像文件通常会达到 50～200M，若采用常规拍片、冲印、取件等流程，患者就诊会非常不方便。这些都要求网络具备可移动性强、传输速率高等特点。同时考虑到医院业务量的增加，网络需要留出足够的扩容空间而不影响医院的正常工作。这些显然已不是传统网络能满足的。无线网络技术可以实现楼层无缝漫游，数据、语音的无线信号覆盖。新建的无线网络可以与原来的有线网络、应用系统有机无缝地结合起来，可以帮助医院实现医疗设备、信息的高度共享和有效利用，从而达到提高效率、节省人力和提高服务质量的目的。此外，随着医院无线覆盖范围面积的扩大和就诊患者数量的增加，无线网络所具有的可扩容性利于今后的网络扩容，为之留出足够空间。

5.2.1.4　系统设计依据

系统设计和实施应遵循以下相关标准、规范和要求。

（1）国际设计、施工、验收标准

EN 50173：Information Technology—Generic Cabling Systems（信息技术——综合布线系统）

TIA/EIA-568. B：Commercial Building Telecommunications Cabling Standard（商业建筑物电信布线标准）

TIA/EIA-606：Administration Standard for the Telecommunications Infrastructure（电信基础设施管理标准）

TIA/EIA-569：Commercial Building Standards for Telecommunications Pathways and Spaces（通信路径和空间的商业建筑标准）

（2）国家设计、施工、验收标准

《综合布线系统工程设计规范》（GB 50311—2016）

《综合布线系统工程验收规范》（GB 50312—2016）

《智能建筑设计标准》（GB 50314—2015）

《工业企业通信设计规范》（GBJ42-81）

《工业企业通信接地设计规范》（GBJ79-85）

《智能建筑工程质量验收规范》(GB 50339—2013)

5.2.2　计算机网络系统

5.2.2.1　系统功能介绍

医院计算机网络系统为计算机应用提供重要平台,可以实现计算机信息的共享和交换。通过对各个区域的覆盖,实现信息化的办公和管理,并为弱电集成系统通信、专业系统的信息查询提供可靠的平台,大大减少了重复、累赘的工作环节,提高了办公管理效率。

5.2.2.2　系统结构说明

医院计算机网络系统包括内网、外网两部分,两套网络物理隔离。

(1)内网。内网主要承载医院 OA 系统、MIS 系统、HIS 系统、PACS 等与医院工作相关的业务数据。采用三层网络结构,即核心层、汇聚层与接入层,核心层至汇聚层采用万兆骨干,汇聚层至接入层采用千兆骨干,接入层百兆到桌面,核心层设置采用核心交换机。

(2)外网。外网主要作用为 Internet 接入,满足内部工作人员与住院人员访问互联网等业务的需求。网络设备支持组播、QOS 等技术。网络结构采用二层网络结构,即接入层与核心层,千兆到骨干,百兆到桌面。

5.2.2.3　系统设计要点

(1)高性能。随着网络技术的发展,网络业务变得更加丰富,同时网络业务所要求的数据量也在不断增长,这些不断增长的需求促使网络设备不断地提升性能,以满足用户业务需要。除了在技术方面不断以新技术提升网络可用性外,还通过改进设备所具备的高性能,满足用户对数据量、对数据业务种类的严格要求。考虑到在实际网络中,运行的大量信息是数据量比较大的图像信息,而且使用用户多,数据调用频繁,使用时间相对集中,这就要求网络设备特别是核心设备具备大数据量处理能力,同时能提供线速的数据交换能力,保障网络核心的高效处理性能。此外,除了具备先进性以外,还要兼顾技术的成熟性,为稳定地提供先进的业务提供保障。

(2)可靠性高。网络中所涉及的网络设备,采用了电信级的高可靠设计。内网核心交换机采用双核心架构,每台核心交换机配置了双引擎双电源,确保网络应用不会中断。外网采用单核心设计,也配置了双引擎双电源,实现高可靠性。

(3)安全性高。网络路由信息交换安全策略,包含路由器的认证、路由信息过滤、多种动态路由协议信息交换控制等。

(4)易管理维护。由于采用 TCP/IP 协议这种非面向连接的网络层互连协议,网络的管理重点在于网络的结构化设计。整个网络的服务提供均建立在一层次化方式,也就是当新的用户接入网络不会影响网络的骨干,管理人员只需在相应接入设备上做相应的配置即可。因此,网络管理简单、高效。

5.2.3　有线电视系统

5.2.3.1　系统功能介绍

医院的有线电视系统除提供常规电视节目的播放服务外,还具有医院宣传片插播功能、字幕通知功能、强制关机功能。

(1)医院宣传片插播功能。在常规电视节目播放过程中插播本院的宣传片,刺激医疗后市场的消费,增加本院收入。比如,在产科病区播放中医理疗、针灸通乳等短片,延伸产妇在本院的产后消费链条。

(2)字幕通知功能。在电视机屏幕上方加入流动字幕,播放各种通知,让通知瞬间传达至所有患者和家属。

(3)强制关机功能。在医院上午 10 点开始的查房时间和晚 11 点后的休息时间内,可以强制将病房的电视机关机。

有线电视系统自动在病房内播放医院宣教片,强制患者收看,播放完毕后恢复播放常规电视节目,这样可减少患者和家属的询问量,降低医护人员的劳动强度。比如,新患者和家属会反复询问的常识性问题(住院须知、报销指南等),则交给系统去回答。住院期间,患者一直生活在医院,因此,可以通过病房电视这个载体加大关于医院的诊疗流程、检测仪器、医疗技术等各方面的宣传,让患者、家属和探望人员更了解、更信任医院。

5.2.3.2 系统结构说明

医院的有线电视系统由前端系统、干线分配传输系统、用户分配系统组成。

(1)前端系统。前端系统由数字机顶盒、邻频调制器、双向节目放大器、节目监视用电视机等设备组成,主要接收电视信号,对各种信号源进行处理,并输入干线传输的系统。具体应该保证信号具有一定的信噪比,要抑制信号的各种干扰成分,保证分配和传输系统所需的输出电平,并有合适的信号频谱分布。

(2)干线分配传输系统。干线分配传输系统是信号的传输网络,其中串入若干线路延长放大器及均衡器等,以补偿传输线路的损耗和均衡信号电平。

(3)用户分配系统。用户分配系统由集中分配器、用户终端等部件组成,将干线传输系统的电视信号输送到各工作区电视终端。

5.2.3.3 系统设计要点

(1)标准化和开放性。采用最新规范和标准设计,使用最新合格产品,保证系统能兼容不同厂家、不同协议的设备,必须考虑开放的接口、易接入的通信方式,以便日后对系统进行扩容乃至二次开发。

(2)先进性和实用性。系统的先进性和实用性主要体现为系统的整体统一性、系统设计和设备选型的最优化和适当的超前量。

(3)集成性和扩展性。系统实现集中统一式管理和监控。总体结构具有可扩展性、兼容性和开放性,集成不同生产厂商的先进产品,使整个有线电视系统可以随着技术的进步不断地得到充实和提高。

(4)可靠性和完整性。为了最大限度地做到所需维护人员少、维护工作量小、维护强度和维护费用低,尽可能地提高系统的可靠性,降低经营和管理成本,在设计过程中,尽可能地选用技术及配套设备成熟可靠、易于安装和维护、可靠性高的产品和平台。

5.2.3.4 系统设计依据

该系统设计和实施应遵循以下相关标准、规范和要求。

《有线电视广播系统技术规范》(GY/T 106—1999)

《卫星数字电视接收站通用技术要求》(GY/T 147—2000)

《HFC 网络数据传输系统技术规范　第 1 部分：总体要求》(GY/T 200.1—2004)

《建筑物电子信息系统防雷技术规范》(GB 50343—2012)

《建筑物防雷设计规范》[GB 50057—2010(2000 年版)]

5.2.4　有线通信系统

5.2.4.1　系统功能介绍

医院作为一个集门诊、住院、办公于一体的大型医疗建筑体，一方面，内部工作人员之间有通信(可通过 CENTREX 虚拟小交换机进行内部通信)需求；另一方面，内部工作人员跟外部人员的联络和沟通导致大量的外部通信需求。内外通信的畅通对医院的发展往往起着重要的作用。通过有线通信系统快捷、方便的特性，内部工作人员可在第一时间接收到领导的指令，并进行相关的信息传递。

5.2.4.2　系统结构说明

有线通信系统主要由核心机房、楼宇弱电间、配套终端组成。

(1)核心机房，包括大型 IP 电话交换机、中继接入网关等，软件包括录音管理系统、设备统一管理系统、组网服务器、电话会议系统等。

(2)楼宇弱电间，包括语音网关、交换机等。

(3)配套终端，包括入门话机、彩屏话机、视频话机、Wi-Fi 话机等。

5.2.4.3　系统设计要点

(1)先进性。采用最新的通信技术，在当前领域适当保持领先。

(2)丰富性。具有丰富的通信应用功能，满足个性化的应用要求。

(3)扩展性。扩充方便，设置修改灵活，操作维护简单，系统构筑时间短，能够适应业务的快速变化。

(4)实用性。充分考虑实用性，以用户的实际需求为出发点，充分满足用户使用方便、系统管理方便的原则。

(5)可靠性。稳定、可靠,是非常重要的设计原则,因此必须采取有效的手段,保证整个系统的可靠稳定运行。

(6)共享性。充分利用现有各种系统的资源,以及电话传输、数据 IP 网络,考虑节省长期运行成本。

5.3 医院数据中心系统

5.3.1 系统功能介绍

医院数据中心系统利用大数据技术,覆盖数据标准、数据采集、数据校验、数据分类、存储治理及分析应用全方位内容[2],对 HIS、LIS、PACS、EMR、心电等医疗业务系统以及人、财、物等运用管理系统,不牵涉业务流程,将数据从入口、出口、准确性、权限、安全等方面全面管理起来,构建统一的数据秩序,以"统一数据"为出发点,建立统一的数据资源库,提供给不同的应用使用。

5.3.2 系统结构说明

数据中心由硬件设备、基础软件、应用支撑平台等组成。

(1)硬件设备。主要包括核心网络设备、网络安全设备、服务器、存储设备、灾备设备、机柜及配套设施。

(2)基础软件。包括服务器操作系统软件、虚拟化软件、IaaS 服务管理软件、数据库软件、防病毒软件等。

(3)应用支撑平台。一般来讲,应用支撑平台是具有行业特点的统一软件平台,整合异构系统,互通数据资源;应用支撑平台还包括具体应用软件,多数应做得与硬件无关,但仅有软件、硬件的罗列,是无法构成一个好的数据中心的,还需要设计、集成、运营,这才是一个数据中心的价值重点。

5.3.3 系统设计要点

(1)医院数据集成与互联互通

通过医院信息集成平台,实现医院内部异构系统的数据集成与互联互通，是医院数据中心的基础。需覆盖医院结构化、半结构化、非结构化数据，按照统一标准规范，实现高质量的数据汇聚、清晰融合，并构建互联互通的基础架构，结合全方位的集中监管与数据质控，为医院数据中心建设提供高质量数据资产。

（2）医院大数据存储计算

需要对来自病历资料、生化检查、影像、病理切片的多样性和多态性的数据资源实现有效存储、计算、分析，需融合 Hadoop 平台、Oracle 数据仓库及 MPP 分布式并行处理数据库技术的各自优势，结合序列存储、压缩和智能索引技术为院内结构化/非结构化/半结构化数据资源，提供可靠的存储与计算。

（3）全生命周期数据治理

需遵循国家和医疗行业数据标准，构建可执行、可监管的治理制度，参照 CDR、ODR、RDR 数据模型，整合业务数据资源，构建事前标准制定、事中过程监管与质量评估、事后质量提升的完整治理体系，有效保障资源的可重用性，确保数据资源品质，支撑医院大数据的有效利用。

（4）业务融合知识转化

需基于大数据分析、数据挖掘、机器学习等技术，通过分析病种、症状等临床数据属性之间的关联度，建立可持续的历史数据转换和利用机制，实现数据向知识的转换，建立支持临床辅助、管理辅助、科研教学的知识中心，将医院的历史数据重新服务于临床和管理。

（5）数据挖掘分析利用

需采用 BI 与交互式探索分析技术，对医院数据资源通过自由下钻、切片、汇总、快速响应等模式，实现一站式的数据挖掘、深度探索分析及模型闭环管理，构建数据业务应用，支撑临床分析、诊疗辅助、医疗科研。

5.4　医院机房工程

5.4.1　系统功能介绍

机房是各类信息的中枢，机房系统是保证网络和计算机等高级精密设备能长期且可靠运行的基础,同时为机房工作人员提供一个舒适而良好的工作环境。机房整体可划分为三个区:主机区、辅助区和办公区。主机区主要放置机柜、专用空调、备用空调、配电柜、不间断电源(uninterruptible power supply,UPS)等设备,办公区主要放置监控等操作终端设备。

5.4.2 系统结构说明

机房系统包括机房装修系统、机房供配电系统、机房防雷及接地系统、机房照明系统、机房空调及新风系统、机柜及键盘、视频和鼠标(keyboard video mouse,KVM)系统、机房综合布线系统、视频监控和门禁系统、机房消防报警及灭火系统、机房环境监测系统、数据中心运维系统。

5.4.2.1 机房装修系统

需满足计算机系统可靠运行的严格的环境条件(机房温度、湿度、洁净度、供电质量及其控制精度)和工作条件(防静电性、屏蔽性、防火性、安全性等)。在充分考虑网络系统、空调系统、UPS 等设备的安全性、先进性的前提下,呈现出美观、大方、简朴的风格,具有现代感。在选用装修、装潢材料方面,要以自然材质为主,做到简明、淡雅、柔和,并充分考虑环保因素,有利于工作人员的自身健康,符合装修相关设计与施工规范。

5.4.2.2 机房供配电系统

数据机房的供配电系统按甲级标准设计,供电范围包括主机房用电和附属用房及办公区域用电,符合相关标准要求,同时要做到二级或二级以上防雷要求。

按标准要求,要做到如下几点。

(1)应有两路独立电源供电,并在末端自动切换。

(2)重要的设备应配备 UPS 装置。

(3)电源质量应符合规定:稳态电压偏移不大于±2%;稳态频率偏移不大于±2Hz;电压波动畸变率不大于5%;允许断电持续时间为0~4ms。

(4)供配电系统应考虑计算机系统有扩展、升级等可能性,并预留备用容量。

5.4.2.3　机房防雷及接地系统

国际电工委员会统计数据表明,60%～80%的感应雷和雷电入侵波来自电力传输线。雷电感应电缆在信号线上也会产生对传输信号的干扰,并损坏设备。因此,在电力电源、信号线上必须加上相应的防雷装置,将雷电压降至设备能承受的安全范围以内。

机房的供电电源为 TN-S 系统(三相五线制),中心机房的配电由总配电室引入。根据机房供配电情况,采用二级防雷和三级防雷插排。

机房内接地包括机房内所有计算机设备壳体的保护接地,静电地板、铝塑板墙面、铝扣板天花及龙骨、日光灯盘等接地,采用紫铜板在机房静电地板之下环绕安装构成均压带系统,使各种设备的接地能够就近连接。

(1)交流工作地(功率接地),交流电路的工作接地,即 TN-S 供电系统的N 线,由大楼配电室输入。

(2)直流工作地(逻辑接地/型号接地),为了确保计算机内部数字电路具有稳定的基础电位而设置的接地。该接地属于独立的悬浮接地系统。设计在机房机柜地板下用 3mm 厚、40mm 宽的铜带,横向间距 1800mm 制作接地网络,并用绝缘子支撑架空。

(3)保护接地(PE),即保障人身及设备安全的接地。机房内所有电气设备的不带电金属外壳均接入该接地保护系统,与接地装置做等电位连接。机柜用螺栓固定在等电位连接的金属安装支架上,同时其外壳接地再采用 $BVR-6mm^2$ 的导线就近连接至 40×4 镀锌扁钢安全保护接地带上,而安全保护接地带另一端用 $BV-35mm^2$ 的导线与配电室内的配电柜的安全保护接地铜排相连。

(4)防静电保护接地,即防静电地面、活动地板、工作台面必须进行静电接地的接地保护。采用 5×0.05 铜箔带沿墙面、棚板金属龙骨支架、抗静电地板支架、电线管、接线盒、配电柜、配电箱、照明灯具及不带电金属外壳、空调机组、新风机外壳做等电位连接,使用 $BV-35mm^2$ 导线,将各个房间的防静电接地铜带地网连接起来,汇流至配电室配电柜。

(5)屏蔽接地。为了防止干扰磁场与电子线路发生电磁耦合而产生相互影响,故将设备内外的屏蔽线及屏蔽房间的屏蔽体进行接地。

(6)防雷保护接地,即为防止感应雷、侧击雷高脉冲电压沿电源线进入机房,损坏机房设备的保护接地系统。

(7)防浪涌保护接地,即为防止电源浪涌对机房服务器等网络设备产生冲击的保护接地系统。

(8)防漏电保护接地,即为防止移动电气工具漏电、保护维修人员的人身安全,在墙面维修插座的电源上设计安装防漏电开关的保护系统。

5.4.2.4　机房照明系统

机房照明系统由照明配电箱供电。主机房采用(3×36)W嵌入式三管格栅荧光灯,与吊顶搭配协调。机房设计照度不低于500lx。

应急照明需采用节能筒灯,应急照明灯箱电源则采用市电电源和UPS互投的供电方式。应急照明灯箱在正常情况下由市电供电,当市电断供后自动由UPS供电,照度为50lx。

计算机房及消防通道需设计应急照明系统,包括应急照明灯和消防疏散指示灯。应急照明的照度不低于照度50lx,机房疏散指示灯照度大于1lx。应急照明灯和疏散指示灯由UPS及市电双路供电。

5.4.2.5　机房空调、新风系统及排烟系统

(1)机房空调

机房内均有严格的温湿度要求,空调设备的配置要求如表5-1所示。

表 5-1　机房空调温湿度要求

项目	B级	
	夏季	冬季
温度	22℃±2℃	22℃±2℃
相对湿度	45%～65%	
温度变化率	5℃/h,不得结露	

机房热负荷面积法计算公式如下:

$$Q = S * \xi + P$$

式中:Q为机房热负荷,S为机房面积,ξ为机房热负荷经验系数,P为设备功率。

（2）新风系统

通过新风引进,各房间内应达到以下要求:维持室内的正压;排除室内不断产生的空气污染物;保证室内空气洁净,维持室内空气的健康品质;给工作人员营造一个健康、舒适的工作环境;新风净化效率须达到标准机房的净化要求;新风量不宜过大,以减少引进新风给室温带来的影响;新风机维护简单易行,不需要频繁维护。

将新风机安装在机房区域内,选择合适位置开新风口,做防雨百叶风口直接从室外采集新风。新风机直接送风至空调回风口处。为了能在发生火灾时隔绝室内外空气流通,在新风引进风道上安装电动防火阀。一旦发生火情,电动防火阀可自动隔断室内外空气流通。

对新风采取粗效过滤器、中效过滤器、亚高效过滤器三级过滤器,过滤器堵塞失效后,设备会感应到并自动报警,保证设备正常工作。

（3）排烟系统

根据消防规范,在气体灭火区域设置事故排气系统,排烟风机安装在吊顶内。由于灭火用气体较重,排烟风道从吊顶内沿立柱爬到地板下,同时在地板下、吊顶上设置排风口抽取灭火气体排出室外。

排烟系统与消防系统联动,在消防气体喷洒时,新风机立即关机。火灭后排气时,须先打开排烟风机,后打开新风机补风,使室内废气尽快排除。

5.4.2.6　机柜和 KVM 系统

（1）机柜

机房机柜采用模块化设计,基于性价比和安全性考虑,不建议使用列间空调和模块化 UPS,以及机柜天窗和消防系统联动。在机柜内配置机柜专用电源分配单元(power distribution unit,PDU),为机柜内设备提供电源接口。机柜组成密闭冷通道送风系统,具备通风、高能效、电源分配、线缆管理及安全性能,为 IT 环境的服务器、网络设备及电信应用提供可用性高的物理环境空间保护。

（2）KVM 系统

选用基于 IP 的 KVM 系统,将控制端引入办公区,用于机房设备的控制调试维护。

5.4.2.7　机房综合布线系统

系统功能要求设置合理、技术成熟、适度超前、集成度高的机房综合布线系统,为机房管理各种应用,包括数据、语音、图像、控制灯等应用系统提供接入方式,达到系统配置灵活、易于管理、易于维护、易于扩充的目的。

采用吊顶下、机柜上的走线方式,建议采用卡博菲网格桥架,办公区域采用下走线的方式,在主机房、配电间均有多功能信息插座。整个结构化布线系统应全面达到线路、配线架等双冗余,避免单点故障隐患情况的出现。

光纤布线采用高密集度预熔接配线方案,布线系统安装只需以下三步:①敷设带接头的预端接光缆;②安装光纤接头配线架和模块;③连接光缆接头至配线架模块。

5.4.2.8　视频监控和门禁系统

(1)视频监控

1)根据机房机柜摆放角度,在中心机房内配备定焦、定向可夜视广角摄像头,监测机房内的人员活动,并在机房门口楼道安装可夜视广角摄像头,可监测机房和辅助用房以及楼层出入通道的人员进出情况,在配电室、配线室、消防室等房间也分别安装可夜视广角摄像头,监测进入房间的人员活动情况。

2)配备硬盘录像机及可网络控管的视频监控系统,并配备录像硬盘,硬盘录像空间可存储30天的视频录像,根据用户对不同时段、不同监控点的功能需求特点,对各监控点设定不断移动侦测录像、报警联动录像和定时自动录像。

3)视频监控设备可对特定视频监控点设定24小时不间断监控,监控镜头不间断开机进行视频采集,同时对视频流采用动帧传输/存储技术,即只在录像画面出现移动图像时才产生新的数字视频码流进行存储和传输,既可全天候长时间监控录像,又可充分节约网络带宽和硬盘空间资源。

4)对特定视频监控点设定报警联动监控录像,即正常情况时,监控镜头和云台皆处于关闭状态,系统在出现异常情况报警后联动打开辅助摄像灯光,向有关管理人员报警。各路摄像机会自动开始监控,硬盘录像机自动开始录像,在安全文件存储及异地存储备份的同时,对视频进行数字化压缩编码,产生实时视频流组播到局域网,对视频流数据进行异地存储备份;同时上传到互联网,以供管理人员通过网络随时了解现场情况。

(2)门禁系统

在楼道大门和机房门、辅助用房门配备基于 TCP/IP 的可联机管理指纹识别门禁系统,将门禁接入安全监控系统进行联动,可对人员出入进行详细记录,并可远程监控门的开关状态。可刷卡、输入密码、按指纹进门、出门,在进出门资料中,显示持卡者和指纹的进出门时间、卡编号和指纹编号,持卡者和指纹进出的姓名、所属部门以及所进出门的名称。配备报警模块,当门打开超过规定时间、门长时间未关、非法刷卡非法闯入、胁迫密码进入,系统联动报警。

5.4.2.9　机房消防报警及灭火系统

根据各类计算机机房的特点及起火类型,采用地板下、工作区和顶棚上三层报警,对其全面监测、设防。本工程要求包括自动报警、无管网气体的灭火消防设备。能自动切断电源,自动与空调、新风和配电柜联动,烟感、温感同点、同时报警联动,消防报警与配电联动,可与大楼消防联动,从而使得火灾被控制在最小的范围内。

要求系统具有自动、手动及机械应急启动三种控制方式。各保护区均设智能型感烟、感温探测器,当感烟探测器报火警后,报警主机发出警报,指示火灾发生部位,启动气体灭火区内声光报警器,提醒工作人员注意。当感温探测器报火警后,报警主机发出警报,人为确认后将主机转换为自动方式,此时气体灭火控制器开始进入延时阶段(30s),保护区内声光报警器启动,提示人员撤离;30s 延时过后,向控制对应保护区的启动瓶发出灭火指令,打开启动阀,向失火区进行灭火作业,同时报警控制器接收压力信号器的反馈信号,启动保护区门口喷放指示灯及火灾报警器。

当报警控制器处于手动状态,报警控制器只发出报警信号,不输出动作信号,由值班人员确认火警后,按下报警控制面板上的应急启动按钮或保护区门口处的紧急启停按钮,即可启动系统,喷放灭火剂。保护区的围护结构及门窗的耐火极限不应低于 0.5h,吊顶的耐火极限不应低于 0.25h,围护结构及门窗的允许压强不宜小于 1200Pa。

5.4.2.10 机房环境监测系统

机房环境监测系统具有温湿度监控、机房漏水监控、UPS 监控、视频监控、系统联动控制等功能。

(1)温湿度监控。对于面积较大的机房,由于气流及设备分布的影响,温湿度值会有较大的区别,根据机房实际面积,在机房各处设温湿度传感器,检测机房内的温湿度,以便及时了解各机房环境的实际情况。温湿度传感器将检测到的温湿度模拟信号传递到机房信号适配器,很方便地纳入整个机房监控系统。当机房的温湿度超过预定的设定值时,系统管理机将通过各种方式报警,提示管理人员及时处理。

(2)机房漏水监控。由于机房空调为精密工程空调,会有漏水的隐患,漏水监控可以检测空调四周的水患情况,当漏水感应线缆遇到水源时,立即把信号传送到监控主机进行通信并报警,并通知有关人员及时排除事故隐患,以免造成重大损失。

(3)UPS 监控。监测机房内 UPS 不间断电源的工作状态,实时告知值班人员,监测内容包括工作参数以及工作状态等列头柜、配电开关、防雷设备以及精密空调的工作监测。

(4)视频监控。对进入本区域人员和重点区域进行录像监控,视频监控界面可根据报警设备或区域相关代码联动切换到最近的视频画面,同时进行录像。

(5)系统联动控制。主要通过系统服务管理平台服务器实现,系统和门禁、监控系统保持良好通信,当有报警发生时,可以设置特定设备的报警通知特定管理人员,报警可以采用电话语音、短信息等多种方式。作为机房监控专业软件,要提供一体化集成平台,支持智能设备监控、视频监控等,并且实现各种信息的无缝集成,可以定义各种设备的联动关系。所有实时信息的显示、曲线显示、报警查询、系统配置、实时视频、录像浏览等,集成在同一个显示框架下,通过同一套系统管理各种信息。

5.4.2.11 数据中心运维系统

在统一的平台上实现业务应用的管理,避免不同软件间相互切换的问题,实现网络、操作系统、数据库、中间件、web 服务器、虚拟化、机房等统一融合管理,具备实时有效的资源运行情况展示、故障发现、主动预警及在线排查能力。

能够自动发现业务中断,当系统故障导致业务中断时,运维管理系统应能在第一时间内侦测到具体中断的业务和系统故障点,并且通过声、光等多种方式报警,通知 IT 运维管理人员或调用诊断程序进行检查和处理。

能够实现故障的自我修复,以保证故障发生时能够快速地恢复业务。

能够发现 IT 系统中存在的、潜在的各类问题,在系统未发生故障、业务未中断前就进行提示,避免系统故障的发生。

能够对系统的性能进行采集和监测,供 IT 部门运维人员进行系统分析,供管理人员掌握系统运行情况。

能够对运维工作进行规范化、流程化管理,提高 IT 运维人员的工作效率和能力,积累在运维工作中的经验,形成 IT 系统运维管理工作的知识库。

总之,IT 运维管理系统的功能就是通过发现、总结和挖掘 IT 系统所存在的问题,不断明确管理重点并优化管理流程,从而加强 IT 系统运维管理能力、提高运维管理工作效率、提高运维管理工作质量,最终保证 IT 系统运维管理水平可持续性提升,业务连续性实现。

5.4.3 系统设计要点

计算机机房的环境必须满足计算机等各种信息设备对温度、湿度、洁净度、干扰、安保、防漏、电源质量、防震、防雷和接地等的要求。

(1)安全性。充分考虑防火、防水、防盗、保密、接地、防雷、防干扰、降噪及地面承重等安全问题并采取有效措施。

(2)可靠性。采用优良的材料和性能优越可靠的设备,配套规范的施工工艺技术,确保机房各个环节都安全可靠。

(3)先进性。采用成熟的技术和先进的设备,以适应高速的数据处理与业务需要。

(4)扩展性。不仅能支持现有的系统,还能在空间布局、系统容量等方面有充分的扩展余地,便于系统适应未来发展的需要。

(5)标准性。严格按国家关于计算机机房的有关标准设计。

(6)整体性。机房工程是一个整体,应考虑各系统的色调、布局、格调及效果的一致性和整体性。

(7)经济性。运维成本较低,性价比较高。

(8)管理性。机房管理、监控系统配备全面、完善。

5.4.4　系统设计依据

该系统设计和实施应遵循以下相关标准、规范和要求。

《智能建筑设计标准》(GB 50314—2015)

《智能建筑工程质量验收规范》(GB 50339—2013)

《计算机场地通用规范》(GB/T 2887—2011)

《建筑装饰装修工程质量验收标准》(GB 50210—2018)

《计算机机房用活动地板技术条件》(GB 6650－86)

《建筑物防雷设计规范》(GB 50057—2010)

《建筑物电子信息系统防雷技术规范》(GB 50343—2012)

《电气装置安装工程低压电器施工及验收规范》(GB 50254－96)

《电气装置安装工程电力交流设备施工及验收规范》(GB 50255－96)

《电气装置安装工程起重机电气装置施工及验收规范》(GB 50256－96)

《电气装置安装工程爆炸和火灾环境电气装置施工及验收规范》(GB 50257－96)

《电气装置安装工程电器照明装置施工及验收规范》(GB 50259－96)

《电气装置安装工程盘、柜及二次回路结线施工及验收规范》(GB 5017192)

《电气装置安装工程电缆线路施工及验收规范》(GB 50168－92)

《电气装置安装工程接地装置施工及验收规范》(GB 50169－92)

《电气装置安装工程蓄电池施工及验收规范》(GB 50172－92)

《综合布线系统工程设计规范》(GB 50311—2016)

《综合布线系统工程验收规范》(GB 50312—2016)

《通信机房静电防护通则》(YD/T754—2011)

《低压配电设计规范》(GB 50054－95)

《环境电磁波卫生标准》(GB 9175－88)

《电磁辐射防护规定》(GB 8702－88)

《通风与空调工程施工质量验收规范》(GB 50243—2016)

《气体灭火系统设计规范》(GB 50370—2005)

《气体灭火系统施工及验收规范》(GB 50263—2007)

《建筑内部装修设计防火规范》(GB 50222—2017)

《火灾自动报警系统设计规范》(GB 50116—2013)

《建筑灭火器配置设计规范》(GB 50140—2005)

《火灾自动报警系统设计规范》(GB 50116‑98)

《气体灭火系统及部件》(GB 25972—2010)

5.5 医院专用系统

医院专用系统包括视频示教系统、病房呼叫系统、电子叫号系统、手术室集中控制系统、远程医疗系统、医用探视对讲系统等。

5.5.1 视频示教系统

5.5.1.1 系统功能介绍

对于一些大型医院,培训和科研是其中一项重要的内容,除采用直接授课和播放录像的方式以外,直接的现场闭路电视示教是一个较好的手段。通过手术室设置的摄像机及扬声器,将影像和声音信号直接传送到预先指定的示教室。通过监视器或投影仪,可进行远程医学研究和教学,同时可录制下来以便后用。

5.5.1.2 系统结构说明

在手术室内安装一台万向云台半球形广角摄像机作为手术室场景摄像,安装另一台高清晰可变焦彩色数码摄像机(可安装在无影灯处),对手术的细节进行摄制。手术室可预留一组视频信号接口,将内镜等仪器的视频图像传输到护士站。

在示教中心观摩、会诊的医护人员可操作控制主机,通过高清晰监视器观看麻醉师、护士、医生手术的全过程和仪器传输的图像参数,将手术室内传输的图像信号通过彩色监视器进行编辑,以录像机作为记录设备,将记录手术实况的资料存档,以备日后教学分析用。

手术室与示教中心设置双向对讲,实现图像信号与声音信号同步交换,使在示教中心观摩、会诊的医护人员更有临场感。

在示教中心预留接口,设置一套远程医疗教学系统,可实现远程与手术现场实时交互的场景交换和数据交换,达到远程医疗及教学的目的。

5.5.1.3　系统设计要点

(1)先进性。由于计算机、网络、通信等技术发展极为迅速,更新换代频繁,为保证系统有较长的生命力,系统要选择较高的起点,不仅满足现在应用的需要,还要充分考虑到未来业务发展的需要,使系统能够在尽可能长的时期内保证满足应用的需要。

(2)实用性。设计系统时,必须保证系统的实用性,并在性能接近的情况下,使系统结构尽可能简洁。

(3)灵活性。在保证使用要求和技术可行性的前提下,电视会议系统所有终端设备具有便于操作、管理、实用有效的卓越特性,并可根据用户的实际需要修改和扩充系统设备功能。

(4)开放性。系统必须接受具备国际标准协议的设备入网。

(5)扩展性。随着应用变化的需要,系统的性能和结构应能够方便、灵活地扩展,局域网的内部结构及站点的调整不影响骨干网。初期采用的设备支持将来系统平滑地扩容,保证在系统的成长过程中,网上业务不会受到影响。

(6)经济性。在设计系统时,应提供性价比较高的解决方案,并综合考虑设备价格变化、设备升级扩展等因素。

(7)可靠性。系统具有良好的远程图像传输功能,图像清晰,伴音与图像严格同步。主机高度集成一体化设计;断电、误操作不会导致设备损坏;无操作系统故障,不会死机;不惧怕病毒的袭扰、攻击。

(8)实时性。能够在任何时间及时召开内部电视会议,迅速将主会场图像传送到其他各分会场,保证图像清晰并与伴音同步,保证图像动态的连续性和实时性。

(9)统一性。完善的网络管理系统是组网成功的重要保证,而能否建立起统一的网络管理平台,对于简化管理程序、提高管理水平是至关重要的。

5.5.2　病房呼叫系统

5.5.2.1　系统功能介绍

病房呼叫系统是患者和护士建立联系的主要方法,通过病房呼叫系统可使医护人员及时了解患者的需求,防止意外发生。在病区的护士站设置医护对讲主机,在病房楼道安装显示挂屏,在病床边上及厕所里安装对讲器和呼叫按钮。通过电报光及注意信号,护士和医生与患者联络并及时了解患者的需要。

该系统主要可实现以下功能。

(1)医生/护士护理。当医生/护士进入病房护理患者时,按下服务状态器上的相应护理键,病房门口的三色门灯相应点亮,护士站控制主机相应灯亮,使其他护理人员在走廊或护士站及时掌握医生或护士的护理位置,同时,可呼唤增派医生或护士到场,使患者得到及时的护理。

(2)呼叫信息存储。为了便于管理医院的护理工作,系统设置了一个呼叫信息存储器,可存储长达一个月的呼叫信息。工作需要时,可连接电脑查看患者的呼叫时间、呼叫次数、处理时间等。

5.5.2.2　系统结构说明

病房呼叫系统可将各病房内的前端对讲分机通过总线方式接入护理状态控制器,并把各病房的护理灯接入相应病房的护理状态控制器。各病房的护理状态控制器通过总线方式接入总控制器,再通过总控制器把相应病床的呼叫状态实时显示在入住人员面板上,由医护中心统一操作管理,以提高管理效率。

5.5.2.3　系统设计要点

(1)在设计上需根据医院需求及投资情况合理配置病房呼叫系统,提高系统的利用价值及性价比。

(2)在该系统设备选型上须按安全可靠、技术先进、维护便捷、售后服务好等原则进行选型。

5.5.3　电子叫号系统

5.5.3.1　系统功能介绍

患者在医院完成整个就医过程,如挂号、就诊、检验检查、付费、取药等,都需要排队,因此医院配备电子叫号系统,完成呼叫功能。

(1)挂号。当患者抵达医院时,前往挂号处挂号,工作人员根据患者就诊情况打印出一张挂号序号单,在序号单上清楚地打印出具体服务类别、服务序号、有关提示以及取号时间等信息。与此同时,系统自动将该序号信息由综合医疗信息管理系统传送至呼叫管理系统和排队管理系统数据库中。

(2)就诊。患者根据挂号序号单提示来到一级候诊区域,找位置坐下,留意候诊区的排队信息显示屏动态,当环境音响系统呼叫到主机的号码时,根据在大屏幕上显示出来的二级诊区信息,前往等候就诊。在二级候诊区,有显示屏循环显示在该区候诊患者的排队序号,当医生呼叫患者时,二级候诊区的显示屏将显示该患者的排队序号和就诊诊室,并同时发出声响提醒患者,患者按屏幕上的提示前去就诊。

(3)呼叫。对医生来说,每个医生都配有呼叫器,每当医生需要患者前来就诊时,按一下呼叫器上的"呼叫"键(软件按钮),该请求就会发送到管理机,排队信息显示屏显示医生的房间号和患者的序号等信息,引导患者前来就诊。根据医院的实际情况,呼叫器分物理呼叫器(硬件组成,放在桌上)和虚拟呼叫器(软件组成,安装在电脑上)两种,在安装电脑的地方使用虚拟呼叫器,在未安装电脑的地方使用物理呼叫器。

5.5.3.2　系统结构说明

整个系统由分诊台、子系统管理控制电脑(与分诊台合一)、系统服务器、管理台、信息显示屏、语音控制器、无源音箱、呼叫终端(物理终端或虚拟终端)、分线盒等组成。在每个科室配置一套子系统,多个子系统联网组成整个医院的总排队管理系统,排队子系统之间与系统服务器之间通过内部协议互相通信。排队系统接入医院的局域网(网络协议为 TCP/IP),与医院的门诊挂号系统、综合医疗信息管理系统之间通过数据接口协议进行通信,并可将排队系统内信息输出至医院的综合医疗信息管理系统,供电子病历和病房系统使用。一个科室可有多个等候区,适用于一个科室有多个楼层或范围较大、分布较广的情况(如内科)。每个等候区配置一个信息显示屏(含语音呼叫),每个信息显示屏只显示本等候区内的呼叫信息。

电子叫号系统由以下 6 个部分组成:取号部分,包括取号接口等;呼叫部分,包括医生呼叫终端、护士处理终端等;显示及播音部分,包括显示屏、扬声器及相关的处理部件等;传输部分,包括线缆、接线盒、接插件、传输协议等;支持部分,包括电源、集线器等;后台处理部分,包括计算机、管理软件、接口软件、报表等。

5.5.3.3　系统设计要点

(1)先进性。系统着眼于高起点,至少 3～5 年内保持一定的领先性。采用当前国际先进成熟的主流技术,符合业界相关标准,整个系统具有较高的安全性、可靠性和可用性。

(2)可靠性。要求软件、硬件的品质可靠,才能保证万无一失。

(3)经济性及可维护性。具有较高的性价比,投资少,性能完善。

5.5.3.4　第三方接口说明

(1)为方便医院对就医者的资料进行统一管理,系统需与医院 HIS、PACS、LIS 等系统交换患者就诊信息,应提供相关的数据通信接口。

(2)为便于把相关信息传递给电子公告牌,方便就医者及时了解排队情况,需向电子公告系统提供相应的数据通信接口。

5.5.4　手术室集中控制系统

5.5.4.1　系统功能介绍

手术室集中控制系统将手术室内各种强弱电控制、信息控制、通信控制等集于一体。基本包含空调控制(制冷、制热、风量设置、设备故障报警),灯光控制(无影灯、看片灯、消毒灯、门灯、室内照明),温湿度显示,气体报警,手术、麻醉时间监控,手术情况通报操作,背景音乐控制及群呼、专呼等功能,充分简化了手术室原有分散的控制设备,大大提高了手术过程中的工作效率。

5.5.4.2 系统结构说明

手术室集中控制系统通过设置前端监测设备,收集相应系统的设备运行数据,并可通过相应的设置控制其他系统的设备(如改变温/湿度的设定值和空调机组的运行/停止等),以方便手术过程中根据需要控制前端手术室中的设备。

5.5.4.3 系统设计要点

(1)手术室内需做整体设计考虑,其中需被系统控制的系统设备要保证能够跟集成控制系统很好地兼容。

(2)根据院方的需求及实际情况,定制需控制的系统设备。

5.5.4.4 第三方接口说明

(1)对于照明系统,需提供开关量信号来控制照明灯的启停。

(2)对于空调系统,需提供电瓶信号来控制相应的空调设备的运行/停止等。

(3)对于医用气体的监测,需提供相应监测装置才能采集相应的气体数据。

5.5.5 远程医疗系统

5.5.5.1 系统功能介绍

从功能上,远程医疗系统基本可分为远程医疗监护、远程诊断和会诊、远程手术及治疗几部分。

(1)远程医疗监护。可对远端患者的主要生理参数进行监测,如血压、体温、血氧饱和度等,有的可提供医学咨询和指导。这类系统可用于对慢性病患者、老年病患者、残疾患者的居家监护,还可用于对野外工作人员、探险队员、宇航人员进行医疗监护。简单的系统包含远程心电监测系统、心电BP机等。较高级的系统可以传输静态医学图像、诊断单、化验单,以及血压、体温、血氧饱和度等数据,以便医生根据这些信息进行远程诊断、医疗指导。

（2）远程诊断和会诊。这是目前广泛发展的远程医疗功能,它需借助PACS 和医疗信息系统实现,使得医疗中心的专家通过观察远端患者的医学图像和检测报告进行诊断和会诊。它可以传输静态医学图像、诊断单、化验单、生理检测报告等,有的还具有传输动态图像的能力,可以远程监护患者状态。医生根据这些信息进行远程诊断、医疗指导,从而实现远程诊断和会诊,为医疗水平较低的远端医疗场所的医生提供咨询建议,共同做出正确诊断。

（3）远程手术及治疗。这是一种可控的交互式远程医疗系统,使用虚拟现实和医用机器人(智能机械手),对远端患者施行必要的手术治疗和处理。这是目前国内外远程医疗领域努力的方向,也是国内外生物医学工程研究的热点之一。远程手术及治疗对医学电视、遥控、精密器械、传感技术、高速数据传输、数据压缩等方面提出了新的挑战。

就实际应用来看,远程医疗系统的功能和水平主要取决于医疗信息的含量和容量、传输以及实施远程医疗救助的能力。

5.5.5.2　系统结构说明

远程医疗系统通过互联网将各种医疗设备、检测设备、图像传输处理设备及电脑等连接互通,实现对系统内各种检测数据的获取,同时也实现与PACS 系统、HIS 系统的数据互通,便于对各类医疗数据进行快速查询。

5.5.5.3　系统设计要点

（1）对于远程传输来说,在通信方式的选择上需根据实际情况进行合理选择。

（2）在认真了解院方实现远程医疗的相关功能后,才能配置合理的系统设备。

5.5.5.4　第三方接口说明

（1）计算机网络需提供相应的接入网络的通信端口。

（2）HIS、PACS 需提供相应的通信接口,方便提取远程医疗所需资料。

5.5.6 医用探视对讲系统

5.5.6.1 系统功能介绍

医用探视对讲系统是通过相关设备及护士站的调配，让探视区家属和重症监护室的患者可以进行双向可视对讲的系统。护士站探访管理主机可同时显示每个探视点的通话时间，必要时可通过主机进行插话提示，在紧急情况下可终止探视，避免出现影响患者病情等意外的出现。

5.5.6.2 系统结构说明

探视对讲系统基于局域网传输，以 TCP/IP 协议传输视频、音频和多种扩展信号。护士站主机、探访分机、病房分机可通过配备的专用电源或电源箱集中供电。

5.5.6.3 系统设计要点

（1）先进性。系统着眼于高起点，至少保持一定的先进性。采用当前国际领先且成熟的主流技术，符合业界相关标准，整个系统具有较高的安全性、可靠性和可用性。

（2）可靠性。要求软、硬件的品质可靠，以减少差错。

（3）经济性。具有较高的性价比，投资少，性能完善。

5.5.6.4 第三方接口说明

为便于上一级的集成管理系统统一管理，需提供相应的通信接口。

5.6 医院建筑设备自动化系统

医院建筑设备自动化系统包括楼宇自控系统、日常广播及紧急广播系统、安全防范系统、停车场系统、会议系统、电子公告系统和时钟系统。

5.6.1　楼宇自控系统

5.6.1.1　系统功能介绍

通过楼宇自控系统,医院相关部门可以有机地管理建筑物内的机电设备,达到集中监测和统一控制的目的。系统监控范围包括空调冷热源、空调及通风系统,以及给排水、污水处理、医用气体、变配电、能源、照明及电梯等系统。通过楼宇自控系统的控制和管理,院内可实现环境舒适、运营成本降低、设备安全性提升和能源节约。

5.6.1.2　系统结构说明

楼宇自控系统的网络结构为分布式网络,由管理层网络和监控层网络组成,通过冗余备份方式运行。首先通过监控层内的控制器来检测各前端设备的数据,并将相应的数据信息通过 BACnet、LonWorks、ModBus 等工业标准协议上传到管理层内的数据库服务器,再通过系统平台的逻辑分析及判断,向前端控制器下达相应指令,实现对前端设备的控制。

5.6.1.3　系统设计要点

(1)楼宇自控系统的资金投入相对较大,为减少不必要的资金投入,在满足要求的情况下,合理选择前端检测点。

(2)由于医院的专业特殊性,为保证医疗设备可靠运行,对于医院的精密设备(如手术室内的洁净空调、纯水系统等),需进行统一的监测和管理。

(3)楼宇自动化系统(building automation system,BAS)系统与上位机系统的无缝集成、与机电设备的维护管理、医用设备的检测等事务密切相关,所以系统需具有稳定性、先进性及兼容性。

5.6.1.4　第三方接口说明

(1)冷热源系统,厂家需提供相关软件接口协议及对应的参数说明资料。

(2)空调系统,厂家需提供相关软件接口协议及对应的参数说明资料。

(3)通风系统,厂家需提供相关软件接口协议及对应的参数说明资料。

（4）给排水系统，厂家需提供相关软件接口协议及对应的参数说明资料。

（5）污水处理系统，厂家需提供相关软件接口协议及对应的参数说明资料。

（6）医用气体系统，厂家需提供相关软件接口协议及对应的参数说明资料。

（7）变配电系统，厂家需提供相关软件接口协议及对应的参数说明资料。

（8）能源系统，厂家需提供相关软件接口协议及对应的参数说明资料。

（9）照明系统，厂家需提供相关软件接口协议及对应的参数说明资料。

（10）电梯系统，厂家需提供相关软件接口协议及对应的参数说明资料。

5.6.2 日常广播及紧急广播系统

5.6.2.1 系统功能介绍

在医院内设广播系统。广播系统分为日常广播（播放医疗宣传、背景音乐及通知等）和紧急广播两部分，共用一套广播线路和扬声器。通过本套系统可以实现背景音乐播放、火灾自动紧急广播、功率放大器自动切换和业务呼叫等功能。

5.6.2.2 系统结构说明

该系统主要通过音源设备把音源信号传递给主机（主机中含有音频矩阵、广播分区模块等），经过主机处理后再转发给功放设备，通过功率放大器输出给扬声器，以保证现场人员能够听到该系统所播放的声音。

5.6.2.3 系统设计要点

（1）为保证建筑物内的人员安全（当有火警时，能及时地把相关信息通知到相应的区域），在设置上，要考虑扬声器的分区与消防分区的一致性。

（2）为跟进现场的环境及建筑结构，在扬声器的布置上需合理设计，满足在紧急广播状态下声压级符合国家标准，防止由于扬声器布置不合理引发的意外事故（如火警状态下，现场人员没有听到报警声音等）。

（3）在满足现场需求的情况下，通过计算扬声器容量，合理选择相应的功放设备(防止由于功放选择过大,造成资源的浪费,也防止在功放选择过小的状态下烧坏功放)。

5.6.2.4 第三方接口说明

(1)消防报警系统需提供相应的消防报警接口,以保证在有警情的时候,能在相应的区域内播放疏散广播。

(2)上一层的管理系统需提供通信接口,保证上一级的管理系统集成该系统。

5.6.3 安全防范系统

安全防范系统包括闭路监控系统、防盗报警系统、门禁管理系统、巡更系统、电梯五方通话系统。

5.6.3.1 闭路监控系统

(1)系统功能介绍

闭路监控系统主要是通过前端摄像机布置,把建筑物内外公共区域及重要防范区域现场情况以直观的视频图像的形式直接显示在指定的监视器上,便于管理人员及时了解现场发生的情况,能根据现场情况事态的发展做出快速、有效的反应,并可对所发生事件的全过程进行视频图像存储备份,为事故处理提供可靠依据。

(2)系统结构说明

闭路监控由前端、传输、中控部分(包括视频控制、视频录像、视频显示)组成。

前端摄像机的视频信号通过传输线缆传递给中控中心,中控中心负责视频信号的控制、切换、视频录像、视频显示等功能的实现,保证管理人员能直观、及时地了解现场情况。

(3)系统设计要点

1)在前端监控点的设计上需根据现场实际情况合理布置。

2)对于现场的视频录像,需根据实际需要合理配置。

(4)第三方接口说明

1)为保证监控系统能实现显示发生报警区域的现场图像,需向防盗报警系统提供联动之用的接口(一般分为软件联动和硬件联动两种方式)。

2)为保证在非法人员进出设置门禁的管理区域时,管理人员能及时了解发生的情况,该系统需向门禁系统提供联动所用的通信接口(一般分为软件联动和硬件联动两种方式)。

3)为便于上一级的集成管理系统统一管理,需提供相应的通信接口。

5.6.3.2　防盗报警系统

(1)系统功能介绍

防盗报警系统在整个安防系统中起着至关重要的作用,相当于安防系统的眼睛。系统在建筑物内外设置移动探测器,当有人出入防范区域时,通过移动探测器报警,把相关信息传递给闭路监控系统。闭路监控系统接收到报警信息后,可自动把防范区域现场的视频图像调到指定的监视器上,便于管理人员查看。系统亦可根据需要以电话的方式把报警信息转发给相关管理人员。

(2)系统结构说明

防盗报警系统通过前端报警探测器把报警信号转发给报警主机,报警探测器配合报警防区模块,可使管理人员及时了解哪个防区发生了报警,便于及时做出处理(如可通过继电器模块把相应防区的图像切换到指定的监视器上)。报警主机可通过独立配置的控制键盘及报警管理工作站对各防区进行布防、撤防,以保证各防区的安全。

(3)系统设计要点

在前端报警点的设计上,需根据现场实际情况合理布置,并且需配合CCTV的前端摄像机进行点位布置。

(4)第三方接口说明

1)为配合闭路监控系统把各防区的报警图像实时显示在指定的监视器上,需提供相应的接口(一般分为软件联动和硬件联动两种方式)给闭路监控系统。

2)为便于上一层的集成管理系统统一管理,需提供相关的接口(软件接口方式)。

5.6.3.3　门禁管理系统

（1）系统功能介绍

为保证建筑物内重要区域的安全,需对进出人员进行严格管理。通过设置门禁控制系统,对每个持有非接触式 IC 卡人员的进出权限进行设置。对有进出权限的人员,可通过前端的读卡器读取持卡人信息,在门禁控制器确定无误后方可放行,同时对持卡人进出时间、进出区域等相关信息进行记录;而对无进出权限的人员,不予开启通道门。当有非法闯入时,可通过门禁系统的门磁信号,把报警信息传递给管理中心,通知管理中心人员及时对现场情况做出处理,防止意外情况发生。

（2）系统结构说明

门禁前端读卡器通过局域网连接入网,管理中心 PC 机通过网络与各终端设备连接,门禁管理软件远程监控服务器和各门禁前端读卡器的工作状态,实现对各终端设备的管理。

（3）系统设计要点

根据医院的需求合理设置门禁点。

（4）第三方接口说明

1）为便于管理人员核对进出人员,设置门禁点的区域人员图像,需给闭路监控系统提供相应的接口或干接点信号。

2）为防止在有警情的时候,非法进入者逃窜出现场,需提供相应的接口或干接点信号给防盗报警系统。

3）为便于上一级集成管理系统对门禁系统统一管理,需提供相应的接口。

5.6.3.4　巡更管理系统

（1）系统功能介绍

巡更管理系统主要是通过设置在各区域的巡更点来满足管理人员在非工作时间内对现场的巡查需求,以加强监管力度,防止外盗及内部人员作案。

（2）系统结构说明

管理人员通过布置在各区域内的巡更点,进行巡更数据采集。管理中心对巡更的数据进行保存,以便及时调整。

（3）系统设计要点

1）巡更点设置合理,巡更路线完整,无遗漏的区域,以便管理人员对全部区域进行巡查。

2）根据医院需求结合现场实际情况,合理选择巡更方式(在线式或离线式)。

（4）第三方接口说明

为便于上一级集成管理系统对巡更系统统一管理,需提供相应的接口。

5.6.3.5　电梯五方通话系统

（1）系统功能介绍

电梯五方通话是指电梯对讲系统中管理中心主机、电梯轿厢、电梯机房分机、电梯顶部、电梯井道底部五方之间进行通话。该系统可以解决电梯困人的问题,也可以进行电梯平时的保养维修。

（2）系统结构说明

单电梯通信系统根据不同的设备配置,发挥不同的作用,而且还具有很强的延伸性。系统的基本组成包括管理机、联网设备、轿厢主机、电梯分机、应急电源。

（3）系统设计要点

1）便于管理。通过非可视电梯管理机实现整个电梯群的统一管理,且可以实现电梯群中任意一台电梯轿厢主机与管理机之间的非可视对接。

2）全面的沟通渠道。不论是在管理中心、各电梯轿厢还是在什么位置,通过五方通话系统,都可以互相呼叫通话。

3）可靠性。系统的可靠性包括系统设备的可靠性、信号传输的可靠性和抗人为故障的能力。

（4）第三方接口说明

为便于上一级集成管理系统对电梯五方通话系统统一管理,需提供相应的接口。

5.6.4　停车场系统

5.6.4.1　系统功能介绍

医院内的停车场,在功能上可按照对外收费停车场设计,临时用户离场时可先交费再离场。系统具有收费及图像对比等功能,以保证对进出停车场的临时车辆及自用车辆进行统一管理,防止盗车现象的发生。

5.6.4.2　系统结构说明

在停车场各出入口处各配置一套车辆管理装置,并将管理电脑设置在停车场出口收费岗亭。进出口设备将读卡信息、车辆进出信息上传到停车场管理电脑,通过该电脑内的停车场管理软件分析得到当前场内车辆数量及该车辆的所属人员等相关信息。

5.6.4.3　系统设计要点

合理选择可在出入口的安装位置安装的出入口控制设备。

5.6.4.4　第三方接口说明

为便于上一级集成管理系统对停车场系统进行统一管理,需提供相应的接口。

5.6.5　会议系统

5.6.5.1　系统功能介绍

会议系统包括会议讨论系统(包括表决、视频自动追踪、显示灯功能)、音响扩声系统、灯光控制系统、视频显示系统及中央控制系统等。不同的会议室,根据不同结构及其实际用途,需要不同的配置,以实现音响扩声、会议灯光的控制、视频显示等功能,满足业主的实际需求。

5.6.5.2　系统结构说明

系统首先把音视频信号源及会议发言系统(主要包含中央控制主机、主席机及代表机等组成)的音频信号送入信号处理系统(主要包含音视频矩阵),经中央控制系统控制切换后,把相应的音视频输出到音响扩音系统及投影显示系统(主要由图像采集设备、投影机和正背投屏幕组成)。中央控制系统通过触摸屏分别对会议发言系统、音响扩音系统和投影显示系统进行控制。

5.6.5.3　系统设计要点

(1) 根据会议室的建筑结构,建立声学环境,保证播放效果符合国家相关标准。

(2) 为保证音响效果,整个会议室扩音系统的设计须符合国家相关标准。

(3) 为使会议室的显示能满足现场的环境要求,在设计时需先对现场环境及建筑结构进行综合评估,之后才能进行显示设备的选型。

(4) 在对中央控制系统设备的选择上,需考虑其能否兼容会议发言系统、信号处理系统、音响扩音系统及投影显示系统,以保证中央控制系统能对各系统统一管理,提高管理效率。

5.6.5.4　第三方接口说明

为便于上一级集成管理系统对会议系统统一管理,需提供相应的接口。

5.6.6　电子公告系统

5.6.6.1　系统功能介绍

电子公告系统是指在远端电脑的控制下,向分布在各处的电子公告牌(使用监视器,如液晶显示器、等离子监视器、CRT 显示器、视频监视器、背投式投影机、电视机等)发布通知、公告、广告等信息和播放视频、动画等而构成的信息发布系统。它具有可重复性、实时性等特点。采用滚动方式播出,在各个时段都可观看。内容丰富,不但可以播放各种通知,而且可播放广告、天气预报、风景片等,为患者创造一个优良的就医环境。

5.6.6.2　系统结构说明

后台控制主机通过内部的多块视频显示卡,配合相关应用程序就构成了一个多屏幕电子公告牌显示系统。根据需要,可以使用多个电子公告牌系统,通过局域网把它们与后台远程控制主机联网。系统允许通过远程控制程序由后台远程控制主机进行统一控制,即由后台"控制主机"完成对前台多台"电子公告牌系统前端机"各种操作的控制。

后台控制主机通过内部局域网发送相关音视频信号到前端显示设备的控制器中,再通过控制器把音频、视频转发给显示设备,从而实现相关信息的发布。

5.6.6.3　系统设计要点

根据医院需求,结合现场实际情况,合理选择安装位置。

5.6.6.4　第三方接口说明

为便于上一级集成管理系统对电子公告系统统一管理,需提供相应的接口。

5.6.7　时钟系统

5.6.7.1　系统功能介绍

标准的时钟系统是由一套中心母钟和一群子钟组成的。在系统正常运行的情况下,母钟以接收卫星(GPS/北斗系统)同步实际信号的方式,不断校准自身时间准确度,并通过适用的信号链路来统一系统内所有子钟设备(包括网络计算机终端)的时间显示。

5.6.7.2　系统结构说明

该系统整体由母钟(含卫星天线)、时钟管理系统主机、通信链路(医院智能化设备网)及各类终端子钟等组成。

(1) 母钟接收卫星信号,从地球同步卫星上获取标准时钟信号信息,并将这些信息通过 TCP/IP 网络传输,为子钟及授时终端提供精确、标准、安全、可靠和多功能的时间服务。

（2）每台子钟均具有独立的 IP 地址。母钟与子钟可直接连接通信，或通过交换机连接通信。母钟的网口输出与交换机相连，或者与子钟直接连接。

（3）子钟在接收到标准时间信号后，回送自身的工作状态给系统母钟。

5.6.7.3　系统设计要点

（1）高精度及高可靠性：确保系统计时精度高、可靠性强。

（2）扩展灵活性：系统具有灵活的系统集成接口能力、设备监控管理能力。

（3）兼容性及适用性：系统软硬件标准化，后期可灵活配置。

5.6.7.4　第三方接口说明

为方便其他系统获取时钟系统的时间信息，需提供相应的接口。

参考文献

[1] 杨勇.医院网络综合布线系统与技术应用[J].电子技术与软件工程，2018(18):12.

[2] 王映佳.大数据时代背景下医院数据中心建设的相关思考[J].电脑知识与技术,2020,16(3):9-10.

第 6 章

医院信息与技术安全

在"互联网＋"环境下，人们的生活发生了巨大的变化，日常的工作和生活变得更加便捷。在此条件下，互联网与医院的结合也给患者就医和医生的治疗工作带来了很多便利。同时，医院信息安全的建设工作是非常必要的，分析医院信息安全的近况，探讨"互联网＋"环境下的医院信息安全近况和问题，重点阐述医院基于"互联网＋"的信息安全防护措施，为互联网条件下医院信息安全工作提供有效的建议，借助互联网为患者和医生提供更高效的服务。

随着互联网行业的蓬勃发展，各行各业都开启了信息化的模式。近年来，由于网络工程逐步跨越大数据、云计算时代，各产业信息过度公开和透明化，因此保证个人信息安全成为现在每个行业必须重点考虑的问题。

医院信息系统的应用范围也在不断地扩大，医院的管理水平和医疗质量都得到了极大的提高。医院信息系统数据是医院赖以生存的宝贵财富，数据一旦丢失或出现问题，就会给医院带来巨大的损失，而且医院内部信息系统存在大量敏感的医疗数据，如患者的个人信息、诊断信息等。除此之外，还有许多医院的机密或核心业务数据内容，如药品库存等，因此保证医院信息系统数据的安全是极其重要的。随着使用人员不断增多和使用范围不断扩大，安全隐患也越来越多。另外，互联网的普及应用使病毒得以广泛流传，外部黑客得以入侵等。因此，重视和加强医院信息网络安全已经成为医院信息化建设的当务之急[1]。

6.1 医院信息与技术安全概述

6.1.1 互联网医疗信息化及医院信息系统现状

目前医疗信息化已经成为当下医疗行业发展中的重要法宝,不仅包括医疗服务的信息化、网络化,还在整个就医环境中体现出了信息化医疗的方便与快捷,例如在就医中更好地应用了网络技术、计算机处理技术、通信技术等,继而从根本上改善就医者的就医体验,促使整个就医环节质量更高、效率更高。另外,这一系统的建立,还有利于实现资源以及数字系统的建设,其主要任务是对医疗活动以及医疗工作进行全方位的管理与协调,将对应的数据信息进行整合处理,继而促进了医疗信息的及时化以及管理数据信息之间的结合,使得信息传递更加高效,从而提升了医院的整体管理水平。

医院信息化系统以"互联网＋"模式发展,就是以互联网和医疗为核心,继而实现医疗的信息化建设[2]。具体来说,智慧医疗的建成,其核心便是信息化技术,即以大数据平台、云计算以及互联网为核心的医疗系统。智慧医疗的建成在很大限度上打破了传统医疗上的信息分散模式,促使医疗信息高度结合,从而提高了医疗资源的利用效率。

总体来看,国内医院对信息系统的重视程度是在不断加强的,从近几年新建信息系统的投入资金的绝对数量来看,要明显高于以往,但医院之间有明显的差异,且发展不均衡。中小医院的状况很不乐观,采购的软件系统技术性、稳定性一般,不能较好地适应医院的需求,不少医院的网络体系结构过于简单,设备配置性能较低,能用即可,网络系统的传输性、稳定性较差,信息系统数据的安全性、可靠性、稳定性较差。少数医院领导对医院信息系统的重要性认识不足、支持力度不够,从而造成投入不足。

我国医院信息系统还没有真正意义上的国家标准,2002 年卫生部出台的《医院信息系统基本功能规范》可操作性不是太强,现在运行的信息系统千差万别,根本无法在医院之间通用,从而造成很大的浪费。信息软件开发公司的门槛不高,导致开发市场比较混乱,可谓鱼龙混杂,良莠不齐。有些软件公司在开发时没有按照《医院信息系统基本功能规范》的要求来做,不能很好地履行与医院签订的合同,这是比较棘手的问题[3]。在网络数据安全管理方面,卫生行业没有统一的标准可遵循。有些公司受技术所限,在系统备份机制、恢复机制、用户管理机制等方面做得不到位,给信息系统留下不少安全隐患。

6.1.2　互联网对医疗行业的影响

互联网行业的发展,得益于与传统行业的相互融合,这种融合并不是单纯意义上的简单叠加,而是将互联网平台和信息通信技术与传统行业深度融合,从而创造出新的发展生态。如今,互联网行业与医疗行业并驾齐驱。在就医环境中,互联网可以给医院带来许多的便利之处。

(1)互联网有助于提升医疗系统效率

我国人口老龄化和慢性疾病使得原有系统担负的压力越来越大,互联网将成为提高医疗系统效率的重要工具。现在很多低级别的医院、社区卫生所和农村诊所都缺乏技术系统,即使是大城市的三甲医院,其信息管理仍然十分松散。从纸质病历记录到电子病历管理系统的转变,将大幅提高中国公共卫生医疗的管理水平。结构性失衡是中国医疗卫生系统面临的最大挑战之一。据统计,约80%的医疗资源集中在城市,患者哪怕是小毛病也要千方百计到大医院治疗,而区域健康医疗信息网络(RHINs)则可以将大医院和社区诊所联网,协调转诊和治疗事宜,从而解决这些问题。目前,区域医院信息网络已经在上海和北京实施,并逐步推广到全国其他大城市。远程医疗和远程检测在患者和几百公里之外的医学专家之间建立起全新的联系,在一定程度上改善了医疗资源不平衡的现状。这些理念在中国快速发展,但是必须有效协调医院和医生的利益才能发挥其全部潜力。

(2)互联网能够提高治疗水平

临床决策支持系统协助医生进行诊断,如果开立的药物可能出现不良反应,就会发出提醒。电子病历和网上追踪系统有助于制定疾病治疗规范,医生可以访问学习网站,了解最新的研究成果。

(3)互联网能促进诊疗过程透明化

人们可以访问点评医院和医生的网站来了解相关的医院信息。这些工具使得治疗结果和患者满意度更加公开、透明,因此医院和医生就必须做到更好。网上预约系统能够缓解三甲医院的排队压力,网上咨询平台可以让患者直接向医生提问。

此外,制药公司和医疗设备制造商可以通过大数据扩大研究合作,提升临床试验效率。为了加强对药品供应链的监督,杜绝假药并防止滥用,药品电子监管码已经得到应用。电子商务最终将扩大非处方药市场,也将提高市场营销的效率。

综上所述,"互联网+医疗"促进医疗行业的开放融合,将各医疗信息平台充分关联起来,为患者提供更好的医疗服务和更高的性价比,提高医疗资源的可及性、便利性,进一步提高医疗服务效率。

6.1.3 "互联网+"环境下医院信息安全面临的问题及挑战

近年来,随着信息技术的不断进步,医院对管理要求不断提高,信息系统已经普遍应用到医院管理的各个方面,在确保医院正常运作上起到至关重要的作用。但是,信息系统在给医院管理带来便捷的同时,也带来一定的问题,其中信息数据安全就是较为典型的问题。如何保证信息系统安全、可靠,是现今医院必须面对且迫切需要解决的问题。

医疗这一领域的特殊性在于它以"人"为研究对象,所有医疗行为及其结果都以获取个人信息为基础。因此,医疗数据信息安全应被界定为涉及"人"和"数据"两个维度的安全。

医疗数据信息安全中"人"的安全,涉及的是数据隐私保护问题。这里所指的隐私包括医生隐私和患者隐私[4]。在现实生活中,相对于患者隐私,医生隐私的保护问题常常被忽略,不能说医生"遵守职业规范"就必须出让自己的隐私(包括但不限于宗教信仰、政治偏好、犯罪记录和性别倾向等数据),其隐私同样需要保护。患者隐私主要包括体检、诊断、治疗、疾病控制、医学研究过程中涉及的个人特征、健康情况、人际接触、基因、病史病历等。患者隐私不等同于个人医疗信息,患者隐私包含患者私人信息、私人领域和私人行为,个人医疗信息中隐私部分与患者隐私信息存在交集,但两者所涵盖的范围是不同的。明确患者隐私和个人医疗信息的异同,有助于明确医疗信息及其隐私保护对象,进而分辨出哪些医疗数据属于隐私且需要重点保护,哪些医疗数据可以共享和利用。

医疗数据信息安全中"数据"的安全,涉及两个方面:一是含有的敏感数据会吸引潜在的攻击者;二是对现有的存储或安全防范措施提出挑战,大数据时代将复杂多样的数据存放在一起,常规的安全扫描手段无法满足安全需求。

医疗信息泄露的原因主要有以下五大类:黑客入侵、使用者处置不当、非法登录、丢失和被窃,其中黑客入侵成为医疗信息直接泄露的主要原因。医疗信息泄露的渠道主要有以下几种形式:台式电脑、笔记本电脑、服务器、电子医疗档案、电子邮件和传统纸质文档,其中服务器是造成信息大量泄露的主要渠道。

伴随着计算机的普遍应用,计算机病毒入侵、黑客攻击成为常见问题。其中,计算机病毒就是一种会对计算机内的各种数据造成破坏的程序,具有传染性、寄生性、潜伏性、破坏性、可触发性等特点,病毒可经诸多途径(如复制、数据传输、程序运行等)扩散至各个计算机内,继而对其中的数据造成破坏。黑客可借助侵入系统、监听网络等攻击方式,对他人或单位的计算机系统加以破坏,继而从中窃取所需的信息或数据。黑客对医院信息系统进行攻击,其目的通常是刺探、盗取医院信息系统中的重要文件或业务数据,进而达到不可告人的目的,或是为了篡改医院内部核心业务数据,比如篡改患者的医药费,探查医院内药物库存情况,以危害医院利益来使自身受益。

"冰冻三尺,非一日之寒。"医疗行业信息安全事件频发的原因还得从医疗内部说起。首先,医疗机构使用信息化系统的比例不断提高,机构间共享数据亦随之普遍化,医疗信息数据的迅猛增长直接增加了信息泄露的可能性。其次,医疗信息系统软件在设计之初,没有完全考虑到互联互通时可能存在的安全问题,使得医疗机构内部和医疗机构之间软件"碎片化"严重,从而留下了很多安全隐患。最后,绝大多数医疗机构信息系统安全运维部门处于人员短缺的状态,没有足够的信息安全专家,医务人员缺乏信息安全的有效培训,这些都增加了信息泄露的风险。

相比于上述提到的医疗内部因素,来自外部的因素也正在成为医疗行业信息泄露的主要驱动力,因为黑客们已然发现这是一条稳定的"生财之道"。黑客们利用医疗信息安全漏洞获利的方式主要分为以下两类。

(1)利用泄露的信息直接"变现"。黑市上,个人医疗信息的价值高出信用卡信息的 50 倍。由于个人医疗信息包括了患者的个人基本信息、财务信息和健康信息等多种敏感数据,不法分子可以利用这些信息进行诈骗和勒索。

（2）利用安全漏洞间接"变现"。黑客们通过网络安全漏洞控制医院网络系统，进而向医院索要赎金。2017年5月12日20时，全球爆发大规模比特币勒索感染事件。其实，早在2016年2月，美国洛杉矶的好莱坞长老会医院就发生了一起比特币勒索事件。2016年2月5日，黑客控制医院网络系统，对系统内的文件进行加密，使得全部电子病历数据无法使用，遂以解锁密钥作为筹码向医院索取赎金。医院在尝试各种方法都无法恢复系统之后，于2016年2月15日向黑客支付了40比特币（约1.7万美元）才得以恢复正常运行。

对于患者和医疗机构而言，不法之徒利用网络安全漏洞进行"谋财"仅仅是"噩梦"的开始，潜在的最大危害则是黑客们利用网络安全漏洞直接对医疗设备进行控制进而危害医疗安全和患者的生命。

6.1.4　我国高度重视医疗行业网络安全

在医疗行业网络安全形势严峻的前提下，国家持续积极推动其安全发展。医疗行业网络安全作为我国网络安全的重要组成部分，一直以来受到国家的高度重视。近几年来，国家陆续出台一系列政策法规，逐步完善医疗行业网络安全体系。

2018年7月，国家卫生健康委员会发布《国家健康医疗大数据标准、安全和服务管理办法（试行）》，明确责任单位应当落实网络安全等级保护制度要求，对健康医疗大数据中心、相关信息系统开展定级、备案、测评等工作。

2018年7月，国家卫生健康委员会发布《关于印发互联网诊疗管理办法（试行）等3个文件的通知》，要求医疗机构开展互联网诊疗活动，应当具备满足互联网技术要求的设施、信息系统、技术人员以及信息安全系统，并明确要求实施第三级信息安全等级保护。

2019年12月，经第十三届全国人民代表大会常务委员会第十五次会议通过，我国颁布卫生健康领域第一部基础性、综合性的法律《中华人民共和国基本医疗卫生与健康促进法》，明确国家采取措施推进医疗卫生机构建立健全信息安全制度，保护公民个人健康信息安全，对医疗信息安全制度、保障措施不健全，导致医疗信息泄露和非法损害公民个人健康信息的行为进行处罚。

2020 年 2 月 28 日,国家医疗保障局、国家卫生健康委员会发布《关于推进新冠疫情防控期间开展"互联网＋"医保服务的指导意见》,要求不断提升信息化水平,同步做好互联网医保服务有关数据的网络安全工作,防止数据泄露。

从近年来的政策法规可以看出,国家对医疗行业网络安全高度重视,并且无论是基层的医院、医疗机构的信息化建设,还是发展迅速的"互联网＋医疗""医疗大数据"的行业建设,国家出台的政策法规无不强调落实做好网络安全工作。

作为民生之本,国家带头强调医疗行业安全的重要性,地方政府也积极响应。特别是在 2020 年新冠疫情出现后,许多地方部门和企业积极运用人工智能、远程医疗、大数据、云计算等技术助力抗击疫情。互联网平台提供了线上问诊模式,部分解决了疫情防控期间患者不敢去医院就医的问题。大数据技术帮助政府搜集、发布疫情信息,实现紧缺医疗物资的信息协同与高效配送。医疗信息化在疫情防控中起到了关键的支撑作用。

6.1.5　医院信息系统的数据安全

6.1.5.1　医院网络信息安全

在医院信息化建设过程中,医院非常重视网络安全与信息安全的工作。网络主要分为互联网和院内局域网,两网实现物理隔离,确保两网能够独立、安全、高效地运行,互联网和院内局域网都实行固定的 IP 地址,由医院信息科统一分配与管理,不允许私自添加新 IP。

医院信息系统服务器都严格按照机房标准建设,信息科工作人员进行巡查,排除安全隐患。信息系统服务器、多口交换机、路由器都有 UPS 电源保护,此外局域网内所有计算机的 USB 接口处于完全封闭的状态,避免外界介质的介入引起中毒或信息泄露的发生。

6.1.5.2　HIS 的数据安全

随着医院的不断发展和国家医疗卫生管理要求的不断提高,医院对计算机网络系统的依赖性也表现得越来越强。但是计算机网络系统所表现出来的先进性,以及所带来的劳动效率提高和生产成本降低,并不能掩饰其存在的种种安全隐患[5]。特别是医院的信息网络系统中运载着大量重要的数据和信息,无论是硬件、软件、环境、人为方面的影响都可能导致这些数据遭受破坏,这将会给医院带来无法挽回的损失。因此,保护信息系统的数据安全、构建信息系统安全平台成为医院信息化建设的当务之急。一般而言,可遵循如下原则来构建信息系统的数据安全和保密策略。

(1)冗余原则

医院信息系统是一个联机事务系统,要求 7×24 小时不间断运行。例如,住院、收费、发药、临床检验系统,都不能有太长时间的中断,也不允许数据丢失,否则将造成灾难性的后果和巨大的损失。因此,硬件设备的安全是至关重要的。为了保证它们能正常运转,需要对硬件进行冗余设计,其目的是保证网络系统内任一环节一旦出现故障,系统都能自动切换接管工作,而不中断系统的运行。如下硬件设备在系统建设时要进行冗余设计:服务器及内部的硬盘、电源、风扇、网卡;存储设备及内部的控制器、磁盘;交换机及内部的电源、风扇;网络链路,包括光纤与双绞线。

(2)可靠性原则

随着医院各项业务被不断整合到医院信息系统内,数据量急剧膨胀,对数据的多样化以及数据安全性、实时性的要求也越来越高,这些都要求医院信息系统必须具有高可用性和可靠性。无论是在应用系统软件还是应用软件系统时都必须执行相关的安全策略。

6.1.5.3 HIS 的容灾备份管理

利用现代通信技术和远程网络监测,可以帮助异地的容灾备份中心管理员和决策者迅速了解业务系统的工作状况,在最短的时间内启动容灾计划。对于建立了备用业务系统的容灾系统,可以通过跨区域的高可用管理软件实现业务的自由切换。但是灾难恢复系统不是万能的,软件对灾难的判断能力是非常有限的,将业务从一个地方切换到另一个地方这一如此重大的决定,还需要系统管理人员和决策者做最终的控制。系统管理人员和决策者发现问题、检测故障、判断灾难和决定是否启动容灾计划都需要时间,只有按照严格的操作程序执行计划,才能提高容灾系统的反应速度,所以对容灾系统管理人员和决策者的使用培训和模拟训练也是容灾系统必不可少的组成部分。

除了设立专门的技术服务人员外,还要有专门的财务人员与保险公司核定损失,专门的公共关系人员处理电子医疗系统最终用户(患者)的问题。网络通信线路的顺畅是数据恢复的保证,备有冗余的网络通信线路无疑能够保障灾难恢复计划内数据恢复的时间,但在网络通信线路完全被破坏的极端情况下,还要准备利用数据备份介质来恢复数据。因此,多种方式备份非常必要(在备份数据时,最好同时备份系统和业务应用程序及其相关网络配置,这有利于整个医疗信息中心的快速恢复)。如果再把执行容灾计划的过程制作成流程图,可以帮助我们更加详细地了解制订容灾计划和恢复计划的执行步骤,针对业务灾难突发事件的恢复计划,应包括异地存放磁带,以及将磁带内容归档的策略和程序。如果没有记录磁带内容的文档,在恢复时就要花费大量的时间来建立索引和阅读这些备份,以寻找隐藏于其中的重要数据,这样会大大延误系统和数据的恢复[6]。

6.1.5.4　在线数据保护更有利于恢复

在线数据由于是实时和在线的,所以对业务主机重定向运行来说是即时可用的。这种方法可将业务运行与灾难发生的区域分开,在较低的压力下,从容地重建数据中心并进行业务操作。

6.2　医院数据和系统的灾备和恢复

6.2.1　医院管理系统数据备份的内容及方法

完善的医院信息系统网络数据备份应包括硬件级物理容错和软件级数据备份,且能自动跨越整个系统网络平台,主要涉及构造双机容错系统、数据库的备份等内容。

6.2.1.1　构造双机容错系统

计算机中心必须构造医院信息管理的双机容错系统,其中最关键的网络设备是数据库服务器。为保证系统连续运行,该服务器必须采用双机热备份容错技术,以解决硬件可能出现的故障,从物理上保证软件运行的环境安全。

6.2.1.2 数据库的备份

我们认为采用在线复制加冷备份来满足对系统高可用性的需求是一个比较实用的方案。建立数据异地实时同步复制需要在医院计算机中心以外的另一座楼中建立一个机房,配备一台服务器专用于数据备份,当业务系统对数据进行任何修改,都会实时同步复制到备份中。针对 SQL、Oracle 等数据库管理系统实施一对一的数据复制。VSR 第一次做全复制后,之后做连续的增量复制。建立数据在线和离线备份实时复制是高可用的异地容灾手段,但并不能消除数据逻辑错误和保持历史数据;此外,还要避免人为误操作、硬盘损坏、病毒等造成的关键数据永久丢失,这就要求在备用机房对包括操作系统文件、数据库系统文件和用户文件在内的所有数据做离线备份,并将数据储存到磁带机等介质当中。通常采用如下方式和方法。

(1)定时自动备份:通过定时的备份操作和磁带库的自动更换磁带功能完成,同时也避免人为误操作导致备份数据丢失。

(2)通过数据库的代理程序,实现对数据的在线备份。

(3)通过客户端的代理程序,将其他平台(包括所有的主流操作系统)上的数据拉到备份服务器上,实现跨平台数据备份。

此外,要树立正确的备份观念。很多计算机用户和管理人员虽然认识到备份的重要性,也具备一定的备份概念,但仍存在一些误区。比如,有用户认为备份就是简单地做一份拷贝,这往往达不到实际要求。此外,制订周密的计划也很重要。有些系统人员不重视备份计划的设计,缺乏完整规划和策略,使备份效果大打折扣。应注意备份过程可能对一些应用系统造成的影响,要针对系统运行情况合理安排备份时段,避免与应用程序发生冲突。备份的最终目的是确保数据安全。因此,在确定安全备份策略后,还要注意将备份的磁带存放在异地或防火箱内;定期清洗磁带机的磁头;注意磁带的使用期限;定期从备份磁带中恢复一些文件,以了解备份文件状态等。总之,备份方案是对存储设备、备份工具、运作方式、恢复重建方法、操作性、可靠性等方面的综合考虑。一个完整的备份方案应具备以下特点:保证数据资料完整性,能自动排程设定;实现备份任务的管理,能对不同的存储介质进行有效管理;支持多种操作系统平台等。随着数字化医院和计算机网络不断发展和扩大,网络及数据资源的安全日益重要。如果认识到数据备份的重要性,规划一套完整的医院信息系统数据备份方案并付诸实施,系统数据安全就会得到有效保障。

6.2.2　"互联网十"的医院信息安全防护措施

6.2.2.1　医院外联网络的防护安全

"互联网十"医疗服务通常会和农村合作医疗保险、区域卫生规划、社会保险、互联网[网站、微信、应用程序(App)]、银行等互联网进行互联。从外联网络的服务可以看出,有单向调用服务和双向调用服务。单向调用服务包含银行、社保、农合、区域卫生之间进行互联,通常情况下是从医院端口向相关的外联网络的服务器相互连接,发起相关结算并完成数据上传工作,并获得对应的结果反馈[7]。医院内部向外部网络发起简单的服务,实现双网卡前置机,前置机有一个明显的缺点是不能严格控制内外网络的访问,特别是使用 PC 服务器当作前置机的,PC 服务的操作系统也会产生自身被病毒入侵的风险。因此,单向访问的外联网络要连接统一的防火墙,防火墙访问是从内向外的单向访问,可以有效防止医院内部的网络入侵。App、微信、网站等服务对象是互联网的用户,挂号、缴费等关键业务结算都要和医院的信息系统连接,如果信息系统被击破,将会对医院的正常业务的运行造成严重的危害和影响。要扫描漏洞测试,发现漏洞并及时修复,防止漏洞带来一定的安全隐患,同时单一的防火墙已经不能完全满足互联网的安全需求,要使用 DDoS 防护设备、防毒墙、web 应用防护设备、IPS 防护设备、数据库审核、网闸等多重防护设备。维护互联网的安全是一项非常复杂的工程,互联网访问医院数据库数据时应该进行加密处理,内部人员需要时再进行解密,防止数据外泄。

6.2.2.2　医院互联网接入安全

"互联网十"背景下,医疗在服务患者的同时,也在为众多医务人员服务,很多医院开始允许医生带手机和平板电脑运用互联网使用医院的信息资源。医生不在医院内,也可以通过查看手机和平板电脑实时了解患者的相关检查信息,这对医生准确把握患者病情很有帮助。目前常用的认证方式是短信确认,医生先用手机登录,收到验证码后用验证码校验成功后,登录到医院的信息系统中。这种方法比较有效,可以防止有人恶意登录。

6.2.2.3 互联网应用数据安全

随着互联网的广泛使用,越来越多的日常活动加入互联网,其中包含互联网医疗,互联网与医疗相结合有着免费、方便、共享等优势,成为医院与患者之间重要的沟通平台。一些医疗信息公司都打着免费的旗号,与医院合作开发 App、注册微信公众号。这些企业会在管理患者信息的同时将患者的身份信息、病历、处方信息、检查报告、现金核算等重要的医院信息保存起来,这些资料是医院的核心信息材料,有着非常重要的商业价值。这些信息如果被医疗信息公司获取,将会给患者的隐私和医院的核心信息资源带来毁灭性灾难,后果不堪设想。因此,医院应该寻找口碑好的信息公司进行 App 和微信公众号的软件开发工作,支付一定的费用,信息公司定期维护相关资料,要保证公众号和 App 内医院相关信息绝对安全,防止被其他医院和不法分子窃取用于其他地方,防止医院的信息资产流失。

6.2.2.4 医院内部建立信息安全分级的应急响应预案

在日常的运行过程中,医院应该事先建立分级、全面的信息安全的应急响应预案。医院的工作人员如遇信息保存失败或者不能顺利访问数据库等情况,应该第一时间报告医院信息安全维护部门进行处理。按照科室的实际情况,医院信息安全维护部门对医院内部的信息安全进行分级应急预案,详细登记各个科室的应急等级。医院的工作人员应该熟练掌握医院内部的信息安全等级的划分,遇到问题时第一时间准确报告。

6.2.2.5 医院信息的安全监测工作

医院应该对工作软件和硬件进行实时监控和合理安排,对数据通信服务、网络软件、结构化布局等进行合理分配,实现资源整合,降低安全风险。医院信息安全建设中,非常重要的一点是对系统和机房的标准化建设工作,要杜绝内网和外网混合使用,要对影响信息安全的相关因素进行研究和探讨,为医院信息安全的建设工作发挥积极的作用。

6.2.2.6　医院信息安全建设工作人员的专业化水准

社会水平的不断进步和科技的不断创新对医院信息安全建设的工作人员提出了更高的要求,需要专业技术人员及时学习相关的技术,当医院信息安全建设工作出现问题时可以第一时间采取有针对性的措施和解决方案,特别是突发性故障和问题,可以精准找到故障原因,采取科学的处理方案,以最快时间恢复使用。同时定期对医院信息安全建设相关的工作人员以及使用者进行专业的技能培训,加强安全意识的教育,保证工作人员可以及时掌握最新的网络技术和维护措施,提高医院的总体信息安全建设水平,为医院的日常工作发挥积极的作用。

6.2.3　"互联网+"医院信息系统内部安全管理

当前开展诊疗服务对信息系统的依赖程度越来越高,医院信息系统中存储着大量医疗数据和患者个人信息,因此必须确保其安全性才能保障医院正常运作和持续发展。为此总结出以下几点来强化信息安全,对信息系统的安全进行严格管理。

6.2.3.1　强化信息安全技术

(1)硬件技术

一是信息安全等级保护技术,使用网闸物理隔离、安装防火墙、入侵检测、日志审计、安全管理平台、漏洞扫描等手段,将医院内、外网真正有效地保护起来,以防止黑客及病毒入侵,达到安全防护的目的;二是服务器虚拟化技术,将多台服务器建立为虚拟资源池,在虚拟资源池中根据实际需求将虚拟机作为应用服务器,保证医院业务系统不会中断;三是存储双活虚拟化技术,建立异地灾备中心,让双活数据库实时在线,定时备份;四是使用不间断电源,建立双路供电保障,有条件的医院可配备应急发电机。

(2)软件技术

一是安装正版杀毒软件覆盖全院,实时监控每台电脑的工作站状态;二是采用数据库核查技术,对访问数据库的行为进行安全核查;三是建立网络安全准入控制系统和 IT 运维管理系统,制定相应规则控制网络访问,并要求信息管理人员实时监控医院网络设备,真正实现人防、物防、技防。

6.2.3.2　加强硬件设备的建设与完善

一方面,医院应当增加一些型号一致或相符的设备、线路。在计算机等设备使用过程中,时常会出现故障,如突然损坏等。此时若医院事前已经备有型号相同的设备或线路,就可利用双机热备、磁盘陈列柜,使服务器迅速向另一个硬件设备转换,在此过程中也能在磁盘陈列柜发生故障时,自动开启备份硬盘,且把有关信息数据保存至新硬盘内,避免数据丢失,确保数据完整。

另一方面,医院应准备多条供电线路,以作备用。为防止突然性电源中断情况的发生,医院可事前准备多条供电线路。用该方式时,需合理选择双路供电方式,由不同的电源连接到不同的位置上,以便在其中一个电源出现问题时,另一个电源能够保证医院内服务器或者各种网络设备正常使用。

6.2.3.3　采用加密技术

人们在网上传输各种数据,通常是采取明码,此时黑客若采取拦截数据包的形式,就能了解所传送的内容,且对其中的数据加以篡改。在这种情况下,要想从本质上解决安全问题,可采取数据加密的方式。在现今市场上,加密软件已趋于商业化,例如 Oracle 数据库,推出了一种使用较为简单的加密方式,即透明数据加密技术,其密钥是由数据库进行直接管理,无须人为操作,并且对数据进行加密或解密,不需要在已有应用程序内添加加密例程,这在一定程度上缩减了加密成本,使其趋于简单化,只需几道命令,就能加密。

6.2.3.4　提高人员信息安全意识

医院信息安全管理中"人"是最重要的因素,有可能是信息安全最大的防护者,也可能是信息安全问题的制造者,主要包括医院领导、中层管理人员、普通职工、信息专业人员等,应分别具备以下方面的信息安全意识。

(1)医院领导要重视。医院领导对信息安全的重视程度决定了医院信息安全的状况。领导重视,中层管理人员必然重视,信息中心管理者则会更加注重信息安全方面的建设。

(2)中层管理人员应具备信息安全防范及补救意识。当发生信息安全事件时,管理人员应立即采取应急措施,补救事件造成的危害,将信息安全事件损失和危害降到最低。同时,应组织专业人员客观分析事件发生的原因,填补问题漏洞。

(3)普通职工要具备安全操作意识。虽不要求普通职工完全掌握信息安全技术,但要注重培养他们具备较强的信息安全意识,牢记信息安全方面的规定和要求,养成良好的工作习惯,不违规操作,保证涉密信息安全。

(4)信息专业人员要具备主动判断、提前防范的意识。信息专业人员须提升信息安全防范意识,具备较强的责任心,主动承担医院信息安全防护工作,主动对信息系统及基础设施进行隐患排查、查缺补漏,并向全院职工普及信息安全知识。

6.2.3.5　加强技术档案管理

网络服务器是整个网络的核心,必须对其进行有效、严格的管理。一是建立服务器档案,有关服务器的装箱单及其他资料、操作系统、数据库、应用程序安装盘、补丁盘要严格入档保管。档案中要详细记录服务器的硬件选型、启用时间、网络配置(机器名、域名、IP 地址等)、数据库的定义(库名、设备名及大小)、添加的服务、定义的任务及其他相关参数。二是建立备份策略手册,记录数据库维护任务的名称、细节描述等每日要查看任务的运行情况,一旦发现异常情况则查找原因并纠正。三是建立服务器日志,每日做好服务器设备安全检查记录、错误日志检查记录、服务器性能监视记录等。四是建立网络配置情况登记,详细记录每台交换机、路由器详细配置情况、配置时间、配置者姓名,并记录每台工作站的 IP 地址。

6.2.3.6　信息安全制度与防范

目前有《中华人民共和国网络安全法》《中华人民共和国计算机信息系统安全保护条例》《计算机信息系统安全等级保护通用技术要求》《信息技术安全技术信息安全事件管理指南》等法律法规,医院须根据相关规定,结合实际情况,建立一套适用于自身发展需求的医院信息安全管理制度,提高医院信息安全管理水平[8]。

信息管理部门制定全院的信息安全管理制度,如网络安全保护制度、网络安全检查制度、中心机房安全管理制度、数据备份与恢复管理制度、安全教育和培训制度、存储介质使用管理规定、应用系统密码安全管理制度等。

6.2.3.7 隐患防范

(1)严格授权管理。根据医院信息系统权限分配管理办法,须严格控制用户身份认证及授权,区分不同级别的用户,定期提醒其修改密码,且密码须为字母加数字组合,甚至可采用不易破解的动态密码技术,对用户实行身份和操作的合法性认证,如有条件的医院,可考虑使用授权证书(certificate authority,CA)。

(2)定期自查检测。定期对医院信息系统的安全状况进行自查,对网络系统进行全面的安全检测。检测的内容包括服务器、存储设备、网络设备及操作系统等是否存在安全漏洞,根据安全需要对系统进行安全修复和加固,比如升级、漏扫等。

(3)数据安全备份。医院数据中心存放着大量数据,正所谓"硬件有价,数据无价",为保证数据安全,可进行三种方式的数据备份:一是租用"云空间",将数据备份至"云端",甚至可将医院核心业务服务端转移至"云端",但须掌握"云"安全知识;二是建设异地容灾系统,即在外地租用空间,通过光纤或互联网专线传输,定时(或实时)进行数据备份;三是利用数据库技术每天定时自动备份数据库文件到指定位置。

(4)加强对外合作。明确一家安全服务机构,当医院遇到突发的安全事件时,安全服务机构能够提供应急响应服务,并立即配合医院信息中心人员进行处理。

6.2.3.8 提高工作人员的信息安全素养

随着医院信息化建设的深入,临床数据逐步开放,维护个人信息安全及医院管控数据安全成为难题,提升医务人员信息安全素养刻不容缓,可通过加强宣传、教育培训和考试测评等三种方式进行。

(1)加强宣传。通过医院官网、OA系统、宣传手册、微视频等方式对信息安全的重要性进行宣传,时刻警醒全体职工从自身做起,保证医院数据安全,不向任何人提供医院任何数据资料,不泄露医院及患者的任何信息。

(2)教育培训。不定期组织全员职工参与网络安全知识、信息系统操作规范及上网安全等培训,专业技术人员考取网络安全员证书,并开展形式多样的信息安全知识竞赛活动,激发职工学习信息安全知识的热情。

(3)考试测评。根据每年信息安全形势,设置信息安全试题库,定期组织职工进行考试测评。

在医院信息化建设过程中,信息安全建设不容忽视。若出现信息安全问题,一切建设成果则无从谈起。笔者通过对安全防范技术、管理制度及措施、人员培训等方面的探索,明确了完善信息安全管理制度和提高职工信息安全意识的重要性,要求信息安全管理策略必须切实得到落实,方能实现医院长期、有效的信息安全,从而为医院信息化建设保驾护航。

6.2.4　网络安全等级保护 2.0 建设

网络安全等级保护 2.0 制度,是我国网络安全领域的基本国策、基本制度。在等级保护 1.0 的基础上,注重主动防御,从被动防御更新到事前、事中、事后全流程的安全可信、动态感知和全面审计,实现了对传统信息系统、基础信息网络、云计算、大数据、物联网、移动互联网和工业控制信息系统等级保护对象的全覆盖。

通过五个等级来保证网络系统的安全,分别是用户自主保护级、系统审计保护级、安全标记保护级、结构化保护级、访问验证保护级。采用"一个中心、三重防护"的理念,从信息发出至接收,层层递进,步步防护,保证网络信息的安全。

6.2.4.1　基于等级保护 2.0 建设,构建持续保护的安全能力

海量高价值的患者数据加上医疗业务的重要性,使得医疗网络成为网络犯罪分子的重点攻击对象。传统的零散购买硬件安全设备的做法,虽然在应对常规的攻击和威胁上有一定帮助,但医疗行业所面临的威胁更多的还是一些入侵攻击所造成的医疗数据和患者隐私泄漏,比如说勒索病毒攻击,防范难度高,需要有更完善的安全技术体系建设。

等级保护 2.0 建设在有效平衡安全成本与安全效果的基础上,提供了对安全建设和管理系统性、针对性、可行性的指导。

为实现持续保护的安全能力,医院在等级保护 2.0"一个中心、三重防护"的思想下建立等级保护纵深防御体系,对整个信息系统的通信网络、区域边界、计算环境等各个区域都实施信息安全策略和安全机制,保证访问者

对每一个系统组件进行访问时都受到多层次保障机制的监控,以实现系统的充分防御,将系统遭受攻击的风险降至最低,确保系统安全、可靠。

6.2.4.2 通过合规至上的安全运营,构建人机共智的快速处置能力

等级保护 2.0 为医院的网络安全搭建了技术和管理体系的防护基础,但随着医疗业务的快速发展,网络安全边界越来越模糊,安全运营工作也变得越来越吃力。

首先,缺乏对资产的持续评估机制。对于已有资产数量、资产脆弱性及资产发生变动时无法进行新增资产的安全性有效管理,不清楚哪些系统需要保护。

其次,面对高级威胁无能为力。医院安全设备和安全能力处于分散、割裂的状态,通常无法对攻击的各个阶段进行有效的检测,也就无法产生相应的告警,尽管安全人员花费大量精力进行告警日志分析,但往往还是徒劳无功。

最后,更重要的是,无法及时发现安全事件并主动介入,不能规避风险。由于缺乏快速响应流程和手段,对于内外安全隐患无法做到及时监测告警,一旦原有安全设备被绕过,无法及时发现和响应,意味着整个内网将失陷。

为解决上述问题,医院在等级保护 2.0 合规建设的基础上,创新应用了人机共智安全运营模式,在无须新增技术人员的情况下扩展持续有效的安全运营能力及快速的响应能力。

对业务资产进行全面梳理,建立漏洞管理机制,持续提升业务系统强壮性。针对医院资产脆弱性进行识别、评估、重要性排序、修复、管理与平衡的全生命周期管理,让脆弱性全程可视、全程可控、全程可管,使医院清晰掌握资产变化和资产安全。

对整体网络进行实时监测,建立威胁管理机制,持续规避高级威胁。医院通过 $7 \times 24h$ 持续安全运营服务,持续监测安全状况,并在安全事件发生前、发生时、发生后动态调整安全策略,使安全状态逐步提升。基于安全运营服务,从医院原有的以"检测"为主的"被动运维"安全体系,转向"检测和响应"并举的人机共智安全运营体系,以体系化的思路构建安全闭环。

对突发安全事件实时监测,建立突发事件管理机制,主动发现事件并快速止损。安全运营中心对突发事件进行实时监测,一旦发生重大安全事件,

安全运营中心第一时间告知医院,同时在用户的授权下协助进行安全威胁应急处置,减少因为响应时间过长而带来的损失。

整体而言,网络安全等级保护 2.0 建设为医院带来了体系化的安全防护,但关键的业务、重要的数据、核心的网络更依赖于"等保＋"的持续赋能。网络安全就像传染病防控一样是一个系统的管理工程,既需要适宜的技术,也需要风险管理体系建设,还需要安全的教育和培训、安全制度的落实、安全体系的建设与评估。医院网络信息安全建设要如履薄冰,且行且完善,安全的弦永远不能放松,能力建设永远在路上。

6.2.5　总　　结

在市场经济环境下,居民对个人健康的关注度越来越高,医疗行业正在向更快、更好的方向发展,广大群众就医更加方便,患者可以更及时、有效地得到更好的治疗。互联网和医疗的结合也有问题存在,在相互结合时滋生了很多的安全问题,由此,增加信息系统的安全性,保护好医院和患者信息,让群众对互联网就医重新建立信心是一个非常重要的问题,也是未来"互联网＋医疗"的发展方向,希望更多的医护人员参与维护互联网条件下医院信息安全的建设,为互联网在医院的有效使用发挥积极的作用。对此,医院应当采取各种有效措施,加强数据安全防护的机制,强化医疗质量,提高信息系统的安全性,从而确保医院的工作有序开展。

参考文献

[1] 李海青.关于医院信息系统数据安全问题及应对策略[J].网络安全技术与应用,2020,235(7):122-123.

[2] 张楠."互联网＋智慧医疗"的医院信息化平台建设与应用[J].IT 经理世界,2019,22(7):64,94.

[3] 曹广琦,张侃.医院信息系统数据安全现状与对策[J].中国医疗器械信息,2006,12(4):25-26.

[4] 刘孝男,付嵘,李连磊.大数据时代,医疗行业信息安全面临的机遇与挑战[J].中国信息安全,2018,103(7):100-102.

［5］叶建平. 浅谈医院信息化安全策略五问题［J］. 数码世界,2018,148
 (2):61.

［6］董建军. 医院信息系统的数据安全与备份管理［J］. 科技资讯,2011,276
 (27):21. DOI:10.16661/j.cnki.1672-3791.2011.27.122.

［7］王建强,仲晓伟,夏开建."互联网＋"环境下的医院信息安全研究［J］. 中
 国数字医学,2018,13(8):66-67,78.

［8］何启红,曾理. 如何确保医院信息安全［J］. 中国卫生质量管理,2018,25
 (6):80-82. DOI:10.13912/j.cnki.chqm.2018.25.6.25.

第 7 章

医院信息系统项目和运维管理

在互联网与信息技术交融应用的时代,各行各业通过"互联网＋"实现了业务流程再造与服务管理方式变革。在此背景下,我国医疗机构积极转变发展理念,引入先进的医院信息系统,实现一体化、协调性的工作服务,为打造信息化医疗新格局奠定了重要基础,同时信息技术在医学领域的广泛应用也促进了数字医学的快速发展。近几年,随着医院信息化的迅速发展,我国医院信息化建设已具备相当规模,实现了信息采集、存储与传输手段的自动化,信息综合分类与加工处理方式的集约化。医院信息系统项目和运维管理是医院信息化建设的关键一环,可以最大限度地提高工作效率和管理效率。

7.1 医院信息系统项目管理

7.1.1 项目管理概述

项目管理是指在项目活动中运用专门的知识、技能、工具和技术,以满足项目需求。每一个项目都会在不同程度上受到范围目标、时间目标、成本目标和质量目标的约束,不仅要实现项目的范围、时间、成本和质量目标,还要对从项目的投资决策开始到项目结束的全过程进行计划、组织、协调、控

175

制和评价,以实现项目目标。

项目管理包括综合管理、范围管理、时间(进度)管理、成本管理、质量管理、人力资源管理、沟通管理、风险管理、采购管理和项目干系人管理等十大知识领域,通过项目管理工具和技术实现项目的全过程管理,最终实现项目目标[1]。

(1)综合管理

项目综合管理起到在整个项目生命周期中协调所有其他项目管理的作用,是成功实现整个项目的关键。项目综合管理主要包括七项工作:制定项目章程、制定项目初步范围说明书、制订项目管理计划、指导和管理项目执行、监控项目工作、整体变更控制、项目收尾。

当医院决策者决定要做的医院信息化建设项目之后,随后一项重要工作就是让医院所有部门都知道这个信息化建设项目,需要制定项目章程发放给各部门和相关人员。为了将项目管理知识领域和组织领域的信息整合起来,将确定、编写、协调与组合所有部分计划所需要的行动形成文件,使其成为项目管理计划,医院信息化建设项目的管理计划对信息化建设工作有着指导作用,应该尽可能详尽。指导和管理项目执行就是完成项目管理计划确定的工作,达到项目范围说明书确定的项目要求,包括批准的变更。医院信息化建设项目收尾后输出的是最终医院信息产品。

(2)范围管理

项目范围是指产生项目产品所包括的所有工作及产生这些产品所用的过程。项目干系人必须在项目要生产什么样的产品方面达成共识,也要在如何生产这些产品方面达成一定的共识。

医院信息化建设项目往往庞大而复杂,首先需要通过有效的范围管理,确定需求内容,从而定义范围。项目范围管理规定了项目的实施范围和程度,是衡量项目成功与否的界定标准。

制约一个项目的条件是项目"三约束条件"——范围、时间、成本[2]。在一个项目中这三个条件是相互影响、相互制约的,而且往往是范围影响了时间和成本。项目建设范围在建设过程中,如果因为某些原因而扩大,则往往难以避免时间和成本的相应增加。因此,项目过程中范围发生变更,则应快速采取相应措施,变更进度计划,保证项目顺利进行。由于医院信息系统的复杂程度较高,牵扯范围较广,项目范围发生变化的情况时有发生,因此,要求项目管理者在时间、成本上灵活调整,稳步推进。

（3）时间（进度）管理

合理地安排项目时间是项目管理中的一项关键内容,它的目的是保证按时完成项目、合理分配资源、发挥最佳工作效率,最终保证项目按时完成。

在医院的信息化建设当中,"按时、保质地完成项目"是每一位参与项目建设的人最希望看到的。时间管理的主要工作包括定义项目活动、任务、活动排序、估算每项活动的合理工期,制订完整的项目进度计划,共享分配资源,监控项目进度等内容。

（4）成本管理

在医院信息化建设项目中需要重视项目成本管理。项目成本管理就是要确保在批准的预算范围内完成项目,一般包括计划成本管理、成本估算、确定预算和成本控制四个过程。四个过程相互影响、相互作用,有时也与外界的过程发生交互影响,根据项目的具体情况,每一个过程由一人或数人或小组完成,在项目的每个阶段,上述过程至少出现一次。在项目进入执行阶段后,成本管理的主要方法是成本控制,主要是监测成本执行情况,并确保仅当通知了项目干系人经核准变更影响成本的项目才可以修改项目成本。

（5）质量管理

项目质量管理中的质量通常指产品质量,广义上还包括工作质量。产品质量是指产品的使用价值及其属性;而工作质量则是产品质量的保证,它反映了与产品质量直接有关的工作对产品质量的保证程度。

医院信息化建设项目的质量管理要求是在项目建设过程中进行全程监控,而不仅仅是开发完成后的结果评价。项目质量管理的目的是确保项目满足它所应满足的需求,除了产品的书面需求,还包括项目干系人对项目其他的需求和期望。

项目质量管理包括三个主要过程,分别是计划质量管理、实施质量保证和质量控制。在医院信息系统中,影响项目质量的因素主要包括功能和特色、系统输出界面和报告、系统性能、可靠性和可维护性。

在计划质量管理中,要确定每个项目的相关质量标准,把质量标准设计到项目产品和管理项目所涉及的过程中。

实施质量保证就是为了达到项目质量标准所采取的一系列活动,帮助实施质量保证的工具有实验设计、基准比较法、质量审计等。

（6）人力资源管理

项目中的人力资源管理是一种管理人力资源的方法和能力。项目人力资源管理是组织计划编制，也可以看作战场上的"排兵布阵"，就是确定、分配项目中的角色、职责和汇报关系[3]。

医院信息化建设项目涉及科室众多，需要各部门的共同努力和配合，因此，合理配置人力资源，进行有效的人力资源管理，是项目管理的重要内容。

将项目团队根据功能划分成项目小组，是人力资源管理常用的方法，可根据子系统或职能不同进行划分。项目实施前，制定项目实施责任分配矩阵，使每一位团队成员都充分认识自己在团队中所应承担的责任。

明确项目总体目标及个人具体工作内容，严格要求每一名团队成员按规定时限完成自己所辖范围内的工作任务，保证工作质量。在项目实施的过程中，还可根据某些人的特长，安排特殊的任务，以便加快工作进度。

（7）沟通管理

项目沟通管理包括为了确保项目信息及时适当的产生、收集、传播、保存和最终配置所必需的过程。涉及项目的任何人都应准备用项目"语言"发送和接收信息并且必须理解他们以个人身份参与的沟通会怎样影响整个项目。项目沟通管理是项目整个活动过程中的神经中枢。项目沟通管理为成功所必需的因素——人、想法和信息之间提供了一个关键链接。项目需要有效沟通，以确保在恰当的时间以恰当的成本、恰当的方式使恰当的人员获得恰当的信息。

有效沟通是在人、思想和信息之间建立连接，是进行项目各方面管理的纽带，是项目成功的关键因素。

项目负责人定期召集各子项目负责人召开会议并进行汇报，及时了解子项目的进展，从而把握项目的总体进度。在遇到问题或瓶颈时，项目负责人与各子项目负责人及时沟通并讨论解决方案，扩大沟通范围，通过广泛、有效地沟通，提出问题的解决方案，达成优化处理方案的共识，从而推进项目顺利开展，提高工作效率。

沟通管理是解决问题的最有效方法之一。在医院信息化建设项目实施过程中，当信息系统开发公司和医院需求部门进行沟通时，技术行话常常使问题复杂化，医院信息部门作为开发公司和医院需求部门的桥梁，能否协调各方沟通协作和相互配合，对医院信息项目成功与否起到重要作用。通过内部的有效沟通,可以避免部门间的内耗及推诿,从而避免工期延误。

(8)风险管理

项目风险管理以最好地达到项目目标为目的,是识别、分配、应对项目生命周期内风险的科学与艺术,是一种综合性的管理活动。

项目的风险管理是一个动态的工作过程,在这个过程中项目风险的各项作业是相互交叉和互相重叠着开展和进行的。项目风险识别是项目风险管理的重要环节。若不能准确地识别项目面临的所有潜在风险,就会错失处理这些风险的最佳时机。

项目风险管理是在项目进行的全过程中,对于影响项目的进程、效率、效益、目标等一系列不确定因素的管理,包括对外部环境因素与内部因素的管理,也包括对主观因素与客观因素、理性因素与感性因素的管理。

(9)采购管理

大多数医院的信息化建设项目是由信息系统开发公司来完成的,因此采购管理在信息化建设项目管理中非常重要。项目采购管理包括计划采购、实施采购、控制采购和采购收尾四个过程。

合同类型是采购管理的重要内容,不同类型的合同应用于不同的场合,三个主要合同类型包括固定价格合同、成本补偿合同、时间与材料合同。签订合同使项目各方明确权责,避免不必要的纠纷,因此项目合同要求条理清晰,内容详尽。

根据项目的实际需要,签订合同内容一般需要考虑项目设计、技术、设备内容及质量,违约支付罚款的条款及数额,各类故障问题的定义及赔偿方式,系统上线前的培训方式,合同款项分批支付方式,设备故障等情况的处理等。

(10)项目干系人管理

医院需要运用科学的项目管理技术和方法,才能保证信息化建设顺利推进和开展。信息化建设的发展,更多遵循合作开发、共同发展的双赢建设模式。以医院信息中心为主体,与专业公司合作开发是国内目前项目成功率较高的建设模式。

7.1.2　项目整体规划

医院的信息化建设是一个复杂的工程,它是一个涉及医院方方面面复杂而相互关联的子项目的集合。为了充分体现数字化医院的综合效益,避免独立孤岛建设,在项目建设过程中必须坚持总体规划、分步实施的原则。

根据目前国内的医院信息化建设情况,大多医院采用企业协助定制,在提出项目的目标和期望并能给出可能的经费预算之后,制定项目招标方案,可以根据实际情况选择招标一个总集成商进行建设或者按照周期、系统分成多个包件来建设。

由于医院信息化建设的长期性和复杂性,项目参与者应从项目的实际要求出发,运用各种管理、技术工具和统筹方法,积极协调项目相关方,有效展开各项管理和技术工作。

(1)任命专门项目经理,对本项目总负责。项目经理组建项目部,组织展开具体项目工作。

(2)根据医院的现有基础条件和未来发展战略,进行信息化系统建设的总体策划。

(3)提出技术先进、现实可行的医院信息系统整体解决方案,并组织开发、设计、安装、调试、试运行,直至系统上线运行。

(4)从项目整体角度出发对项目的范围、进度、费用、设备材料等进行统一管理,对开发、设计、施工、试运行等进行动态的过程管理,对各个专业分包子系统进行统一管理。

(5)包含技术平台及各子系统数据交换数据集成、子系统实施进度管理、子系统协助预验收及总体质量管理。

7.1.3　项目实施管理

如图 7-1 所示,基于建设的需求,项目实施过程主要包括以下五个阶段:

(1)功能调研与需求分析阶段;

(2)概要设计阶段;

(3)详细设计阶段;

(4)工程实施阶段;

(5)验收。

在各个阶段将可能涉及的公司的人力、物力、财力、先决条件、执行规范、执行过程、执行结果及评审、意外情况的防范措施等,做一个周密且细致的规划和安排。

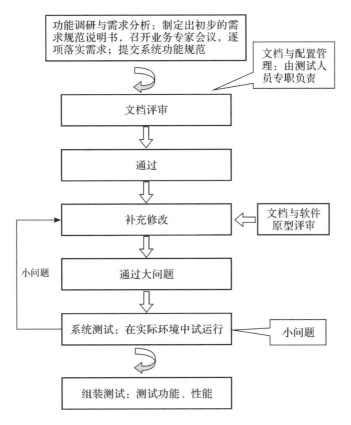

图 7-1　功能调研和需求分析工作流程

7.1.3.1　功能调研与需求分析

进行功能调研和需求分析,其调研和分析报告要求需体现下列内容。

(1)就该系统所具备的功能进行功能调研和需求分析;

(2)当前和未来若干年内的业务量、业务收入等数据的调查,以便在系统工程规划阶段规划主机容量和网络方式的设计;

(3)系统的功能详细清单,并描述其突出的功能特性,对于某些功能,最好采用量化的指标进行描述;

(4)系统的处理模式、数据流图、数据项说明;

(5)系统与相关系统的关系描述、接口数据项等内容;

(6)系统静态参数的调查;

(7)用户界面的表面形式:针对前述的功能细项,尽可能多地绘制软件的运行界面和运行模式。

功能调研和需求分析阶段的目标是产生《功能调研和需求分析说明书》以及制作非常逼真的运行界面，以便在下一环节进行应用系统的概要设计。

功能调研和需求分析是系统开发的决定性的环节，需要把有关软件功能和性能的诸多概念提炼为具体的软件需求规格说明书，为软件开发后续的环节提供可靠的依据，打下坚实的基础。

在调研和分析过程中，要求根据功能设计出软件运行的主要界面，以便引导医院提供更详细的需求材料和思路。

为了在软件开发过程中，能对功能进行快速动态的调整修改，需求分析组成员将随工程的进展逐步融入概要设计、详细设计和编码阶段。

输出技术文档《功能调研和需求分析说明书》。评审阶段主要是对功能调研和需求分析说明书的评审，需要医院和企业的业务、技术人员进行评审，由调研分析组撰写、逐章讲解调研分析说明书，并根据专家意见修改说明书，在评审会完毕后提交正式的经过评审组确认的功能调研和需求分析说明书文档。

7.1.3.2　概要设计

这一阶段的任务主要是确定整个项目开发过程中的技术路线，如软硬件的选择标准、任务（模块）划分、时间安排等（见图 7-2）。

（1）系统设计目标、设计原则、性能要求；

（2）需求说明；

（3）总体描述（系统的目标，系统结构设计要求、假设和约束）；

（4）功能需求（系统组成、各子系统功能描述）；

（5）环境需求；

（6）安全性需求；

（7）系统维护需求；

（8）系统接口需求；

（9）系统性能需求；

（10）其他需求。

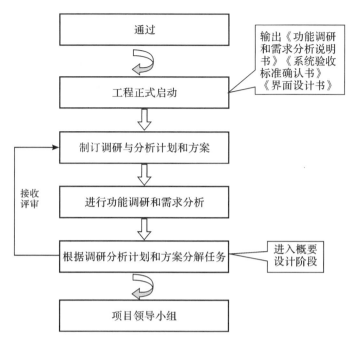

图 7-2 概要设计工作流程

7.1.3.3 详细设计

这是一个影响应用系统质量的关键问题之一。在详细设计过程中,必须形成一套统一的编码,以供开发者遵照执行,并对编码实施相对独立的版本进行控制。

必须特别说明的是系统界面设计。界面设计是详细设计中非常重要的设计内容,必须将其独立出来进行设计。界面设计涉及每个系统、模块的界面。在进行界面设计前,必须制定界面设计规范,对界面设计中所涉及的界面布局、表现形式、图标、字体、颜色、易操作特性、界面之间的调用关系、信息提示方式等进行逐项规定。界面设计主要包括如下方面的内容:

(1)客户端界面设计;

(2)服务器端界面设计;

(3)中间层界面设计;

(4)系统维护界面设计;

(5)出错处理界面设计;

......

界面设计结果必须提交给客户方技术人员、业务人员进行确认后,才可实施。

另外,在本阶段还必须对编码过程中出现的敏感问题进行说明,包括:

(1)程序风格;

(2)对数据库页锁、行锁机制的处理;

(3)中间层服务程序的开发原则与规范;

(4)其他敏感问题说明。

详细设计工作流程如图 7-3 所示。

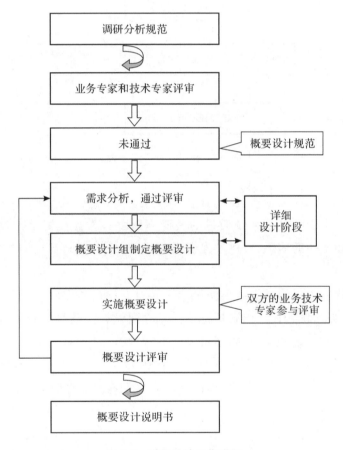

图 7-3　详细设计工作流程

7.1.3.4　项目管理方法

先进、科学的项目管理是项目成功的关键。实施方法论应基于可交付的原则,即把所有管理和技术过程置于一个有序的体系下,每个环节均是标准化、可控化的;当所有环节均能够按照预定的质量、进度要求达到其目标,就意味着整体系统的成功交付了。

针对医院信息化的实施方法论主要包括两个方面的内容。

(1)项目对象

信息系统建设项目对象主要包括项目技术对象和项目管理对象两方面的内容。

1)项目技术对象:包含项目中规定的所有技术环节,这些技术工作应在规定的时间和质量要求下作为技术成果交付给客户。医院信息系统建设项目技术对象内容如图 7-4 所示。

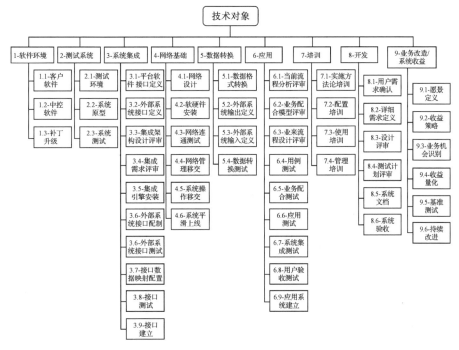

图 7-4　项目技术对象

2)项目管理对象:包含项目完整的管理过程和内容,这些过程和内容是医院信息系统建设项目成功必须具备的,是实现项目可交付的必要条件。医院信息系统建设项目管理对象如图 7-5 所示。

(2)项目实施过程管理

项目实施过程管理流程包含了项目完整的生命周期,通过可视化的项

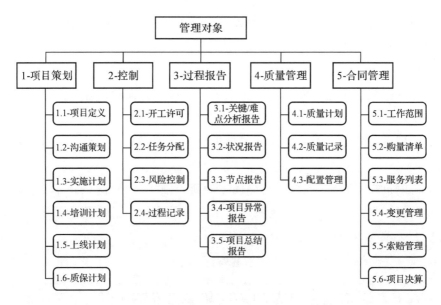

图 7-5 项目管理对象

目管理流程可以从全局上观察和把握项目实施过程、关键路线和关键环节。医院信息系统建设项目实施过程管理如图 7-6 所示。

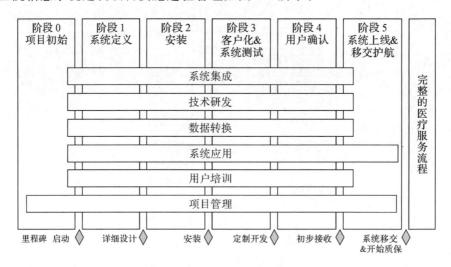

图 7-6 项目实施过程管理

7.1.3.5 项目组织机构和实施策略

为了保证项目顺利实施,总包管理方与业主的紧密配合是必须具备的先决条件。双方应统筹协调资源,组建统一的管理班子和技术团队,按照以下实施策略,对项目进行有效管理。通过项目实施领导小组对项目进行总体控制。

项目实施领导小组是由双方领导组成的一个联合机构,领导小组以项目所有者的立场,总体协调、指导项目的实施进程。项目管理部定期以书面方式向领导小组汇报项目进展情况。对项目执行过程中出现的重大问题或是突发事件,领导小组以内部协商为主的原则谋求解决方法,所有领导小组的决策都以双方的合同条款为依据。

同时,项目经理是工作有效执行的关键。双方将各委任一名项目经理。总包管理方的项目经理将在总体上管理和协调本项目的实施,负责项目计划的制订、项目管理活动的召集、项目进度的跟踪和报告、项目人力资源的调度和安排,并通过客户项目经理管理客户项目组的计划、资源和活动。业主方的项目经理将作为与总包方沟通的唯一正式渠道,负责配合总包方的实施工作,提供后勤支持,及时向高层汇报,必要时向高层寻求支持。

通过项目计划控制工作进度。项目经理通过项目计划来确定各阶段划分和工作层次,并确立项目里程碑。

对客户需求和工程变更进行完善的管理和控制。在实施这样一个复杂系统的过程中,项目的变更几乎是不可避免的。有关项目的变更包括由用户需求的改变造成的项目范围的扩大或缩小;由双方人力安排的改变造成的项目进度计划的改变;等等。双方的项目经理一起对项目的进度和状态进行评估、协商和决策,并在必要时,向本项目的领导小组提交项目变更请求并按照项目领导小组的审议结果调整和执行项目计划。

7.1.3.6　项目变化管理

在项目实施过程中,项目的变化是必然存在的,并且合理的变化是应予以允许和尊重的。因此,项目变化的管理目的在于忠实地记录项目演变的过程,有利于项目的跟踪管理,这是项目管理工作的重要组成部分。

针对项目实施过程中出现的各种变化,将依据项目变化管理规范执行,其基本过程如下。

项目相关各方有权对需求、工作任务、进度要求、人员调动、经费等提出项目变化请求,项目变化提出方或发现方需填写项目变化报告,说明变化前的状态、变化原因、变化的内容,并提交项目经理。

如果项目变化报告被拒绝,项目经理应该负责解释原因,并填入项目变化报告。

如果项目变化报告被接收,项目经理分析由于该项目变化对工作量、费用、进度、人员安排等方面的影响,并将此内容填入项目变化报告。如该变化涉及第三方,则项目经理必须将项目变化报告提交给他们,并取得一致意见。如遇到重大的项目变化,项目经理还必须将项目变化报告提交项目指挥部,提请项目指挥部针对该项目变化进行讨论和决策。

项目经理在接到变化提出方请求后的几个工作日之内,应给予变化提出方明确答复。对于提交项目指挥部讨论决策的项目变化,项目指挥部应在接到变化提出方的请求后给予明确答复。

参与项目合作的相关各方在项目变化报告单上签字认可后,该项目变化生效,项目经理执行变化实施。

项目经理根据项目变化报告单中进度的变化情况,修改项目进度计划、调整项目组人员组织结构及项目组成员的工作安排、修改项目预算等。对于重大的项目变化,项目经理应将项目变化报告提交给项目协调组,协调人员就项目变化所引起的商务问题与客户进行协商。

将项目变化报告单以及该变化所引起的进度计划、计划预算、人员组织结构、工作说明书等方面修改的版本提交给项目相关各方。

对于由于项目变化所产生的项目文档修改,遵照工程项目管理规范之项目变化管理实施规范执行。

项目组成员以及项目相关人员有义务及时发现各种项目变化,并通报项目经理。

项目经理有责任追踪项目变化的各项工作过程,直至变化管理工作完成,项目按新的项目计划执行。

必须对所有项目变化进行管理,并忠实记录项目变化过程。及时合理地调整因项目变化引起的进度、预算、人员、工作内容等。

7.1.4 影响项目成败的因素分析

普遍认为,一个项目的成功主要基于以下关键因素来实现。

（1）保证技术先进、整体系统最优

参考国内最佳行业实践和国际最新技术成果，确保本项目技术先进、整体系统最优，并防止不必要的失误。

（2）结合项目实际，整体规划、分步实施

基于对医院目前及未来的需求来设计和规划，并在整体架构设计上充分考虑对医院相关应用系统的要求和影响。

（3）总集成商、专业系统分包商与客户紧密配合

领导支持、各专业科室重视、全方位的资源配合是项目顺利实施的必要条件。

（4）科学、有效的工程实施方法

运用成熟的信息系统工程实施方法论来设计和执行项目。

（5）知识转移

双方联合工作，通过完善的技术文档和深入的技术培训，有效地进行知识转移，确保系统平滑上线，各项技术成果都能够得到完善管理和使用。

项目在实施过程中应考虑如下风险因素。

（1）项目定位

有些项目系统建设时会出现功能需求较多的情况，必须明确项目的首要目标，合理控制系统范围，避免"贪大求全"，保证实现最核心的功能系统，同时兼顾未来的发展。

（2）专业配合

专业配合方面既要考虑总包方、专业分包方与客户方的配合，还要考虑医学专业与信息专业的配合，经验证明，专业之间的鸿沟很难跨越，而科室和医护专业人员的配合是应用系统成功的关键。

（3）资源配置和人员能力

项目完成后是否能达到期望值，与参与项目人员的经验、阅历等有很大关系，人员是会带来比较大的风险和困难的因素之一。应为项目配备技术能力强、行业经验丰富的人员，同时保证项目团队的稳定性，以保证项目顺利进行。

7.2 信息系统运维体系的构建和管理

7.2.1 运维体系的构建

信息系统运维服务是指系统管理员、网络管理员或数据库管理员对信息系统所进行的服务工作，更多的是指在软件交付之后对其所做的修改和调整的服务，以提高信息系统的运行效率，减少执行错误等。

建立与信息化相适应的、运行有效的信息组织管理体系，是医院信息系统及基础设施正常运行的前提条件，为流程、人员、技术的充分结合提供稳定、具体的环境。体系分三层：院领导组织层，负责制定信息化远景及战略、批准年度计划、批准建设资金、协调重大事项等；信息中心管理层，负责编制规划、制定操作规程、管理服务质量、监管服务提供商、管理应急预案等；信息技术支持层，负责服务器系统维护、数据库系统维护、软件系统维护等。

健全的规章制度和管理流程规范是医院信息系统安全运行与有效管理的重要保障。制度和规范包括数据安全及备份制度、机房管理制度、网络管理制度、服务器操作规范、数据维护操作规范、软件系统维护操作规范等。根据信息系统规模进行技术及管理岗位设置，以运维制度建设为保障，约束全体信息系统运行参与者共同遵守。

根据近几年信息化进程的快速发展，大家把信息系统的运维管理工作看得越来越重，因为运维阶段既是实现项目效益的关键阶段，也是业务真正整合的开始。原因是只有在运维阶段，医院实际的业务流程开始和系统实际流程相交互才能真实反映用户的需求和期望。因此，信息系统运维结果的好坏直接关系到应用效益的发挥，通过建设好一套科学、系统、经济的运维方案，敏捷、高效地处理各类软、硬件故障，服务好临床科室，是医疗信息化实践中非常重要的内容[4]。

目前大致把运维管理分为四个部分：硬件管理、软件管理、网络管理和配置管理。

(1)硬件管理：对固定资产进行管理，建立全院设备数据库，对设备进行条形码管理，方便以后对电脑设备的整个生命周期进行跟踪。同时，建立故障申报平台,及时监控和解决各种硬件故障和运行问题,定期检查硬件运行和性能变化情况,及时解决数据库空间不足、软件性能下降等各种潜在的故障和隐患,保证硬件设备正常、稳定、可靠、高效地运行。

(2)软件管理:主要包括软件维护、软件变更、软件新增等一系列软件资源的运维,包括数据库、中间件、操作系统、应用系统等,及时监控和解决各种软件故障和运行问题,定期检查各种系统和软件性能变化情况,及时解决数据库业务流程的变更,及时升级、更新系统软件,保证软件系统正常、稳定、可靠、高效运行,满足业务工作需求。

(3)网络管理:网络系统的稳定高效运行是信息系统正常运行的基础,能够自动生成网络的拓扑图,提取现有交换机数据对每个网络端口状态进行监控,这样方便管理人员清楚地了解整个网络的运行情况,能及时准确地对网络故障进行预警和排查。建立防毒软件和系统补丁更新列表,能从安全设备[包括防火墙、交换机、网闸、入侵检测系统(intrusion detection system,IDS)、上网行为管理等]中提取报警日志,及时提示或报警,能在第一时间发现网络中存在的安全隐患,立即采取应对措施。

(4)配置管理:通过配置管理,可以将信息部门的设备资料、软件资料、合同文档等配置文件进行统一的编码管理和储存,在日后的工作中可以随时调阅。

同时,软件系统的实施是由医院和公司共同完成的,系统实施的过程就是参与项目人员不断深入了解系统的过程。不同层次的高质量培训将是贯穿项目实施始终的重要工作。只有医院具备了自己的高素质的信息管理人才和计算机使用人才,才可能保障大规模网络和软件应用系统的正常运转,并最大限度地挖掘医院信息系统的应用潜力。因此,健全的培训体系在运维阶段也是十分重要的。信息系统运维培训体系包括以下两个方面。

(1)系统管理员培训:系统管理员的主要职责是系统的日常维护工作,包括系统运行期间的使用、系统出现问题处理、问题整理申报等。根据系统管理员的职责要求,培训的内容主要有应用系统的安装调试、系统的各个模块的功能培训、系统常见故障问题解决办法讲解。项目的实施需要公司方与用户方的技术人员共同努力配合完成。系统上线以后,用户方的技术人员还需要对系统提供支持维护。因此,用户方的技术人员需要对系统有全面的了解。

（2）业务操作员培训：对业务操作员的培训是整个培训工作的重点。业务操作员是系统的主要使用者，他们是系统的终端用户。根据业务操作员的职责要求，培训的内容主要有应用系统客户端的使用、常见问题处理办法、系统的查询统计方法。

7.2.2 信息技术基础架构库简介

信息技术基础架构库（information technology infrastructure library，ITIL），宗旨是把 IT 服务与企业业务相结合，以企业业务为核心搭建和管理 IT 服务体系。核心思想是对 IT 组织提供的服务进行标准化管理，核心内容包括服务支持和服务交付，并且内含质量管理的思想、方法、标准。信息技术基础架构库为企业的 IT 服务管理实践提供了一个基于流程的科学、严谨、可操作的标准。医院 IT 部门在运用 ITIL 提供的流程和实践进行内部运维管理时，不仅可以提供让临床科室满意的服务，在改善患者就医体验的同时，还能确保过程符合成本－效益原则。基于服务生命周期的 ITIL 对未来医院采用虚拟化技术搭建的云计算平台同样起着保驾护航的作用[5]。

如图 7-7 所示，ITIL 框架包含 6 个模块，分别为 IT 服务管理实施规划、业务规划、基础设施（规划）、IT 应用管理、安全管理和服务交付与服务支持[6]。

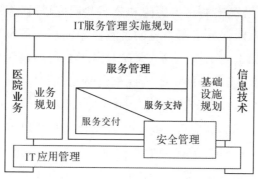

图 7-7　ITIL 框架的组成模块图示

（1）IT 服务管理实施规划

IT 服务管理实施规划用以建立 IT 服务管理流程，讨论规划和实施 IT 服务管理的关键性问题，并为实施和提升 IT 服务提供全面的指导。主要包括以下内容：

1)创建清晰的战略愿景与使命；

2)分析医院当前的 IT 状况与服务水平；

3)定义期望状态并进行差距分析；

4)设定优先级并启动过程改进；

5)定义关键成功因素(critical success factor,CSF)和关键绩效指标(key performance indicator,KPI)。

(2)业务规划

业务规划是以业务视角洞察基础设施支撑业务流程的能力和 IT 服务管理在提供端到端(end-to-end)IT 服务中的能力,业务规划帮助业务管理者深入了解基础架构支持业务流程的能力以及 IT 服务管理在提供端到端 IT 服务过程中的作用。它涵盖了业务关系管理系统、持续改进、外包管理等方面。

(3)基础设施(规划)

基础设施(规划)覆盖了网络服务管理、运营管理、本地服务器的管理、计算机系统安装与验收以及系统管理等方面,其目标是确保提供一个稳定可靠的 IT 基础架构,以支撑业务运营。其焦点在于技术管理,从初始的业务需求识别、交付、测试到实施、应用,以及持续的支持与维护。流程包括设计与规划、应用、运营以及技术支持等。

(4)IT 应用管理

应用管理负责整个软件的生命周期,包括业务需求分析、应用开发、上线运行和应用的最终引退等阶段。

(5)安全管理

安全管理的目标是保护 IT 基础架构,对其采取合适的保护措施,使其免受未经授权的使用,从而为 IT 服务经理就如何组织和维持适当的安全水平提供指导。

(6)服务交付与服务支持

服务交付与服务支持是 IT 服务管理的核心要素。

IT 服务的服务支持流程主要面向终端用户(end-user),负责确保 IT 服务的稳定性和灵活性,并确保终端用户得到适宜的服务,以支持组织的业务功能。服务支持流程包括体现服务接触和沟通的服务台职能和五个运作层次的流程,即配置管理、事件管理、问题管理、发布管理和变更管理。这五个服务管理流程的主要职能是确保 IT 服务提供方(IT service provider)所提供的服务质量符合服务水平协议(SLA)的要求[7]。

IT 服务交付流程主要面向付费的机构和个人客户(customer),负责为客户提供高质量、低成本的 IT 服务。它的任务是根据组织的业务需求,对服务能力、持续性、可用性等服务级别目标进行规划和设计,同时还必须考虑到实现这些服务目标所需要耗费的成本。也就是说,在提供流程设计时,必须在服务级别目标和服务成本之间进行权衡。服务交付流程主要包括服务水平管理、财务管理、能力管理、服务持续性管理和可用性管理五个服务管理流程。这些管理流程必须解决"如何在服务成本和服务效益(达到的服务级别)之间选择恰当的平衡点"等问题,因而服务交付所包括的这五个核心流程均属于战术层次的服务管理流程[8]。

参考文献

[1] 项目管理协会.项目管理知识体系指南(PMBOK 指南)[M].北京:电子工业出版社,2013.

[2] 何光旭.医院信息系统项目管理的现状与突破[J].信息安全与技术,2014(7):94-96.

[3] 吴新跃.医院信息系统建设项目中的人力资源管理[J].中国医疗设备,2015(7):153-155.

[4] 黄将.医院信息系统监测及运维管理平台的构建[J].计算机产品与流通,2018(11):272.

[5] 田宗梅,周毅,张鹏等.基于 ITIL 的医院信息系统运维管理实践[J].中国医疗设备,2013,28(6):85-87.

[6] 王聪.基于 ITIL 的医院信息系统运维管理研究[J].现代电子技术,2018,41(22):14-16,20.

[7] 王晖.医疗卫生系统运行维护管理[M].北京:人民交通出版社,2012.

[8] 王韬.医院信息化建设[M].北京:电子工业出版社,2017.

第 8 章

医院信息化评价

8.1　医院信息化评价的主要依据

　　近年来,我国医院信息化建设取得了显著的进步,在改善医疗环境、提高医疗服务质量和效率、促进医院科学管理、实施医疗保障制度等方面发挥了积极且重要的作用。但是,与发达国家相比,我们在资金投入和人才方面还有很大的差距,中国医院信息化发展处于不平衡的状态,不同地区、不同等级甚至同地区不同医院的信息化建设水平均存在差距。因此,需要对医院的信息化评价指标体系进行研究,定量反映医院的信息化水平、发展过程、信息管理中存在的问题等,为进一步发展医院信息化提供客观依据。

　　目前医院信息化评价的大致分为两类。一类是综合评价,全面评价医院整体信息化建设情况。这种评价主要是通过比较宏观医院整体的信息化建设理念、人员设备完善程度、信息功能覆盖范围、系统应用状况、信息化效果等进行整体评价。另一类是对特定项目的评价,对信息化建设的某一方面、某一类系统等进行评价。这种评估倾向于比较量化的考虑,并形成相对精细的评估结果。

　　国内典型的医院信息化评价系统有多种。《三级综合医院审查标准实施细则》是公立医院的公益性、医院服务、患者安全、医疗质量安全管理和持续改善、护理管理和品质持续改善、医院管理的六次元综合评价医院整体品质和服务的指标体系,明确了关于信息化的 72 个基准、10 条核心基准,分别从信息化组织的建设、制度保障、信息系统之间的相互连接、信息安全的保护、技术支持等方面提出了具体的要求[1]。2015 年,34 位专家共同进行了研究,利用戴尔法构建了科学的国家知识医疗评价指标体系,从能力建设、应用管理和成果评价三方面评价了医院的智慧建设和应用水平[2]。另外,通过整理文献,一部分专业医院也基于其独有的特征,构建了适合自身发展的信息化评价系统。例如,针对《中医院信息化建设综合评价体系》所做的研究,不仅为评价中医院的信息化建设提供了评价中医院自身信息化建设的标准,还提供了 6 个一级指标、33 个二级指标,形成了包含 153 个三级指标在内的中医院信息化建设综合评价指标体系。其评价的主要内容是从中医院信息化建设的组织管理、基础设施、应用系统、信息安全、应用效果等六维开展[3]。

具有代表性的信息化评价体系是电子病历系统功能应用水平的分级评价,这是我国实际意义上首次广泛应用的信息化评价系统。该系统主要全面评价各医疗机构现阶段电子病历系统所达到的水平,并向医疗机构提供电子病历系统建设的发展指南,引导电子病历系统合理科学发展。

8.2 国内外常见信息化评价标准介绍

美国医院评估工作开始较早,1951 年美国医院协会与其他医院联合成立美国医院审查联合委员会(Joint Comission Accreditation of Hospitals, JCAH),也就是现在的美国医疗机构联合审查委员会(Joint Comission Accreditation of Health Organization,JCAHO)。对医院信息化进行长期系统评估的主要是美国医疗信息和管理系统学会(Healthcare Information and Management Systems Society,HIMSS)。HIMSS 作为美国医院信息化评估的主体机构每年进行一次医疗机构 IT 技术应用状况的问卷调查。调查对象主要是医疗机构首席信息官(Chief Information Officer,CIO)或信息部门的负责人,调查的重点是电子病历在医疗机构的实现情况,最后形成年度报告。

HIMSS 采用定量评分、整体分级方法,从宏观角度评价医院信息化整体发展情况,以医疗机构负责人为对象,通过包括 14 个一级域问题、80 个二级域问题和 400 个三级域问题的调查问卷收集医院的基本情况、信息化建设状况、运营管理状况等数据[4]。HIMSS 还通过电子病历应用模型(EMR adoption model,EMRAM),调查医院内电子病历的使用情况和应用范围,重点评价医院信息技术的应用。这不仅仅是对以电子病历为中心的临床业务系统的评价,还包括对医疗管理系统和医院运营管理系统的评价。

HIMSS 构建了包括 11 个项目、22 个维度和 172 个指标的评估系统,包含信息技术的优先次序、发展因素、管理、应用、安全性,互联网的利用状况、区域间信息的互联等[5]。根据 EMRAM 模型的实现功能,HIMSS 将电子病历的应用水平分为 0~7 阶段的 8 个阶段。等级划分有利于促进信息技术在医疗领域的应用,更好地提高医院的服务能力和运营水平,向无纸化迈进。2017 年,在 HIMSS 的调查报告中可持续性资金投入是最受关注的问题之一,这充分说明稳定的资金投入是衡量医院信息化发展的必要条件。

EMRAM 等级评价不仅为医院的精密化管理提供技术支持,还为信息系统的功能改善、无纸化的实现奠定了基础。信息化是医院实施精密化管理的技术前提,以促进评价的方式促进医院信息技术的应用,有利于医院实现以新技术为基础的业务流程的优化,为精密化管理的转换提供技术支持。HIMSS 还强调重建系统化流程,例如,检查医院的信息系统,检查病例模板的结构、临床路径和药物的闭环管理、控制的医学术语和临床决策支持系统的实际应用等,从数据级别、处理级别和应用程序级别实现了真正的集成,并且要求避免不同系统之间的切换和信息的重复输入,更符合临床诊疗的实际需求。

8.3　电子病历应用水平分级评价标准

2011 年,国家卫生部发布《电子病历系统功能应用水平分级评价方法及标准(试行)》,首次参加电子病历应用水平分级评估的有 29 个省份 178 家医院[6]。标准化是实现信息在院内及区域间相互传递的重要前提和条件。相互评价推进医疗信息标准化建设,促进医疗信息的相互连接和共享。

8.3.1　评价体系

电子病历评估的内容包括电子病历系统的功能状态、有效应用范围和基础环境。在 2011 年公布的《电子病历系统功能规范》中,从功能性的观点出发,将电子病历系统定义为"电子病历卡信息的收集、保存、访问、在线帮助",提高医疗质量、保障医疗安全,是一种围绕医疗效率提高而提供信息处理和智能服务功能的计算机信息系统。临床信息系统还包括检查、病理、影像、心电、超声等医疗技术室的信息系统。电子病历系统的功能状态,内容包括主要评价电子病历内容中的业务系统的建设情况,主要检查相关业务系统是否建设,关注的是"是否存在"。对于有效的应用范围,内容包括主要评价业务系统完成后的实际应用效果,调查业务系统的落地情况,关注应用的"好与坏"。关于电子病历系统应用的基础环境,内容包括主要评价支撑各业务系统所需的硬件、网络等基础设施的环境整体状况。

电子病历的等级评价根据电子病历系统的功能实现度和应用水平从 0 级到 7 级可分为 8 个等级。电子病历等级评价从 5 级开始向医院信息平台提出要求,明确要求基本建立以电子病历为基础的医院信息平台。对于医院来说,从 4 级到 5 级是质量的提高。

8.3.2　评价流程

《电子病历系统功能应用水平分级评价方法及标准》(2022 版)以电子病历为中心,以实施信息化建设医院为评价对象,定义了 9 个角色和 37 个基准项目的完全业务流程;采用结合定量评分和整体等级评分的方法,从系统功能中实现两个维度,有效应用,对 37 个评价项目进行评分,两个分数相乘的结果则是整个评价项目的得分,涉及综合评价的总分、基本项目的支持状况和得分、选择项目的支持状况和得分这 3 个方面的内容。评估医院只有在以上三个方面都满足相应要求的情况下,才能获得相应的等级认证。

电子病历等级评价 3 级及以下由医院自行评价,4 级及以上必须向国家卫生计生委医院管理研究所(现国家卫生健康委医院管理研究所)提交申报资料及相关证明资料。初审通过后,医院管理研究所组织专家进行现场验证。现场验证通过后,会授予相应的等级证书。

8.3.3　评价分级

电子病历系统应用水平划分为 8 个等级。每一个等级的标准包括电子病历系统局部信息的要求和整体信息系统的要求。

8.3.3.1　0 级:未形成电子病历系统

医疗过程中的信息处理由手工操作完成或计算机独立完成,未使用联网的计算机系统。

8.3.3.2　1 级:部门内初步数据采集

(1)局部要求:部门内部使用计算机采集医疗业务数据,这些数据能够在两台以上计算机之间共享,但数据共享过程需要手工操作(如移动存储设备、手工复制文件等)。

(2)整体要求:部分医疗业务部门内部两个以上业务项目使用计算机采集数据,并能够通过移动存储设备、复制文件等共享数据(如影像科以光盘形式保存患者影像学检查资料,影像科医师需要通过调取光盘读取患者资料)。

·8.3.3.3　2 级:部门内数据交换

(1)局部要求:医疗机构部分医疗业务部门建立了内部共享的信息处理系统,业务信息可以通过网络在部门内部共享并进行处理。信息系统不支持部门之间的信息共享。

(2)整体要求:

1)部分医疗业务部门内部两个以上业务项目能够通过联网的计算机进行数据信息采集(如药剂科记录患者用药情况、药品库存情况等),但各部门之间未形成数据交换系统,或者部门间数据交换需要手工操作。

2)部门内有统一的医疗数据字典。

8.3.3.4　3 级:部门间数据交换,初级医疗决策支持

(1)局部要求:医疗业务部门可通过任何方式(如界面集成、调用信息系统数据等)获得部门外数字化数据信息,本信息系统的数据信息可供整个医

疗机构共享。信息系统具有至少一项自动规则检查功能。

(2)整体要求:

1)实现部分医疗流程数据共享,可通过信息系统共享检查、检验、药品使用等信息。例如,临床科室能够用信息系统处理医嘱,系统自动将数据传送至药剂科、收费处等部门并进行处理。

2)有多部门统一的医疗数据字典。

3)医疗机构内有至少一个知识库或规则检查机制。

8.3.3.5 4级:全院信息共享,中级医疗决策支持

(1)局部要求:通过数据接口方式实现所有系统(如 HIS、LIS 等系统)的数据交换,提供至少一项知识库决策支持或流程控制服务。

(2)整体要求:

1)实现全流程信息计算机处理和共享。患者住院全流程信息在全院范围内安全共享。

2)实现药品配伍、相互作用自动审核,合理用药监测等功能;提供临床诊疗规范、合理用药、临床路径等统一的知识库。

8.3.3.6 5级:统一数据管理,各部门系统数据集成,基本建立以电子病历为基础的医院信息平台

(1)局部要求:各部门系统数据由统一的临床数据管理系统进行管理。各知识库信息能够共享。信息系统为所有业务流程提供决策信息。

(2)整体要求:

1)全院形成统一的临床数据管理系统,实现各部门系统数据的集成。

2)提供智能化病历书写工具。提供智能化病历书写模版,以结构化方式存储病历记录,医师能够通过系统获取患者检查检验、既往治疗相关数据;门诊、住院诊疗信息实现共享。医师在判读检查检验结果时,能够调取临床信息等数据信息。

3)实现临床路径管理与医嘱下达、执行的紧密结合。

4)电子病历数据库能够为临床科研工作提供数据挖掘功能。

8.3.3.7　6 级：全流程医疗数据闭环管理，高级医疗决策支持

（1）局部要求：各个医疗业务项目均使用计算机进行身份识别（如条形码、磁卡、IC 卡等）与数据采集，电子病历系统提供实时在线数据核查与管理功能。业务处理过程中，能够依据知识库提供审核功能，并及时向医护人员提供信息反馈和提示，减少医疗差错的发生概率。

（2）整体要求：

1）实现全流程数据跟踪与闭环管理。医疗、护理等实现全流程闭环信息记录与管理，能够提供高级医疗决策支持。

2）形成全院跨部门的知识库（如症状＋体征＋检查检验＋诊断＋治疗＋药物合理使用知识库等）。

3）基本实现电子病历无纸化。

8.3.3.8　7 级：电子病历系统完整，区域医疗信息共享

电子病历系统在实现医疗机构内部医疗信息共享基础上，能够按照标准与其他医疗机构进行安全、有效的信息共享。能够将患者在各个医疗机构产生的诊疗相关记录、个人健康信息进行整合，并根据临床要求形成完整的电子病历。能通过医院信息平台对接区域卫生信息平台，实现与其他医疗机构信息系统及居民电子健康档案的信息交换与共享。

8.3.4　评价方法

采用定量评分、整体分级的方法，综合评价医疗机构电子病历系统局部功能状态与整体应用水平。

对电子病历系统应用水平分级主要从以下三个方面展开评价：

（1）电子病历系统的功能状态；

（2）电子病历系统有效的应用范围；

（3）电子病历系统应用的基础环境。

电子病历系统应用水平分级评价项目如表 8-1 所示。

表 8-1 电子病历系统应用水平分级评价项目

项目序号	工作角色	评价项目	有效应用评价指标
1	一、病房医师	病房医嘱处理	按出院患者人次比例计算
2		病房检验申请	按住院检验项目人次比例计算
3		病房检验报告	按住院检验项目人次比例计算
4		病房检查申请	按住院检查项目人次比例计算
5		病房检查报告	按住院检查项目人次比例计算
6		病房病历记录	按出院患者人次比例计算
7		病房医疗知识库	按使用病房比例计算
8	二、病房护士	患者管理与评估	按使用病房比例计算
9		医嘱执行	按使用病房比例计算
10		护理记录	按出院患者人次比例计算
11	三、门诊医师	处方书写	按门诊处方数计算
12		门诊检验申请	按门诊检验项目人次比例计算
13		门诊检验报告	按门诊检验项目人次比例计算
14		门诊检查申请	按门诊检查项目人次比例计算
15		门诊检查报告	按门诊检查项目人次比例计算
16		门诊病历记录	按门诊人次数计算
17		门诊医疗知识库	按门诊科室数计算
18	四、检查科室	申请与预约	按总检查项目人次比例计算
19		检查记录	按总检查项目人次比例计算
20		检查报告	按总检查项目人次比例计算
21		检查图像	按有图像结果检查项目比例计算
22	五、检验处理	标本处理	按总检验项目人次比例计算
23		检验结果记录	按总检验项目人次比例计算
24		报告生成	按总检验项目人次比例计算
25	六、治疗信息处理	治疗记录	按治疗项目人次比例计算
26		手术预约与登记	按手术台次比例计算
27		麻醉信息	按手术台次比例计算
28		监护数据	按监护人次比例计算

项目序号	工作角色	评价项目	有效应用评价指标
29	七、医疗保障	血液准备	按输血人次比例计算
30		配血与用血	按输血人次比例计算
31		门诊药品准备与调剂	按处方数人次比例计算
32		病房药品配置	按出院患者人次比例计算
33	八、病历管理	病历质量控制	按出院患者人次比例计算
34	九、电子病历基础	病历数据存储	按已有记录时间考察
35		电子认证与签名	按系统数计算
36		病历数据访问控制	按系统数计算
37		系统灾难恢复体系	按系统数计算

8.4　医院信息互联互通标准化成熟度分级评价标准

8.4.1　评价体系

2020 年 11 月 16 日,国家卫生健康委统计信息中心正式发布了《关于开展 2020 年度国家医疗健康信息互联互通标准化成熟度测评工作的通知》(以下简称《通知》)。根据《通知》内容,2020 年度测评工作管理与指标要求将按照《区域全民健康信息互联互通标准化成熟度测评方案(2020 年版)》《医院信息互联互通标准化成熟度测评方案(2020 年版)》执行。国家卫生健康委统计信息中心将继续坚持卫生健康信息标准开发和应用两手抓,不断加强全民健康信息标准化建设,加快推进国家医疗健康信息互联互通标准化成熟度测评工作,强化卫生健康信息标准的推广与应用,以测促用、以测促改、以测促建,促进各地区、各医疗机构信息化水平的提升和信息资源的集聚整合与互联互通。

其中,互联互通评价体系包括数据资源标准化建设、互联互通标准化建设(技术构架、互联互通服务和平台运行性能)、基础设施建设(平台硬件基础设施、网络及网络安全、信息安全和业务应用系统、生产系统建设)、互联互通应用效果(基于平台的业务应用建设及利用情况和平台联通业务范围)。

互联互通测评的评价内容是医院电子病历与医院信息平台的标准符合性,以及各应用的互联互通效果。互联互通测评也采用了《电子病历系统功能规范》中对电子病历的定义。标准符合性评价的是数据资源的标准化程度和互联互通标准化程度。数据资源标准化包括数据标准化和共享文档标准化两方面内容。互联互通标准化从技术规范角度,评价信息平台的技术架构、服务功能、运行性能等。互联互通应用效果主要评价的是各业务系统通过医院信息平台进行交互的实际应用效果,包括基于医院信息平台的业务系统建设和使用情况,以及平台联通的业务范围等内容。

互联互通测评根据医院信息互联互通标准化的成熟程度,从一级到五级甲等共分为 7 个等级,其最高等级的核心要求是医院信息平台实现与上级信息平台进行丰富的交互,实现跨机构的业务协同和互联互通应用。互联互通测评从三级开始,每一级都对医院信息平台建设程度提出了明确要求,并对平台提供的服务及服务数量、平台上应用功能的数量、平台联通的内部和外部业务系统的数量等进行了量化。

8.4.2 评价流程

互联互通测评以医院建设的基于电子病历的医院信息平台或医院信息管理系统为评价对象,制定了《医院信息互联互通标准化成熟度测评指标体系》(以下简称《指标体系》),详细定义了各个指标的权重和分值,满足要求即得分,以医院获得的最终等级分数作为医院定级的主要依据。《指标体系》主要包括实验室测评和项目应用评价两方面内容,引入具有相应资质的检测机构对医院信息平台系统进行定量测试和定性分析,并出具检测报告;通过对技术架构、基础设施建设及服务应用效果进行定量测试和定性分析,给出项目应用评价结果。

　　互联互通测评申报包括实验室测评和项目应用评价两部分内容。平台厂商需要向具有资质的检测机构提出产品测试申请,测评通过后,向管理机构申请加入"卫生信息标准化产品目录";医院向管理机构提出项目应用评价申请,管理机构组织检测机构及专家对医院的项目应用情况进行评价,主要包括测评申请、测评准备、测评实施(文审、现场查验)、等级评定等步骤。测评通过后,国家卫生健康委统计信息中心授予医院管理机构相应的等级证书。

8.4.3　评价分级

　　医院信息互联互通测评的应用效果评价分为 7 个等级,由低到高依次为一级、二级、三级、四级乙等、四级甲等、五级乙等、五级甲等,每个等级的要求由低到高逐级覆盖累加,即较高等级包含较低等级的全部要求(见表8-2)。

表 8-2　医院信息互联互通测评应用效果评价

等级	分级要求
一级	部署医院信息管理系统; 住院部分电子病历数据符合国家标准
二级	部署医院信息管理系统; 门(急)诊部分电子病历数据符合国家标准
三级	实现电子病历数据整合; 建成独立的电子病历共享文档库,住院部分电子病历共享文档符合国家标准; 实现符合标准要求的文档注册、查询服务; 公众服务应用功能数量不少于 3 个; 联连的外部机构数量不少于 3 个
四级乙等	门(急)诊部分电子病历共享文档符合国家标准; 实现符合标准要求的个人、医疗卫生人员、医疗卫生机构注册、查询服务; 在医院信息整合的基础上,实现公众服务应用功能数量不少于 11 个、医疗服务应用功能数量不少于 5 个、卫生管理应用功能数量不少于 10 个; 联通的业务系统数量不少于 15 个; 联通的外部机构数量不少于 3 个

续表

等级	分级要求
四级甲等	建成较完善的基于电子病历的医院信息平台；建成基于平台的独立临床信息数据库； 基于平台实现符合标准要求的交互服务，增加对就诊、医嘱、申请单和部分状态信息交互服务的支持； 基于医院信息平台，实现公众服务应用功能数量不少于 17 个、医疗服务应用功能数量不少于 14 个、卫生管理应用功能数量不少于 17 个； 提供互联网诊疗服务，开展临床知识库建设，在卫生管理方面提供较为丰富的辅助决策支持； 联通的业务系统数量不少于 31 个； 联通的外部机构数量不少于 5 个
五级乙等	法定医学报告及健康体检部分共享文档符合国家标准； 增加对预约、术语、状态信息交互服务的支持； 平台实现院内术语和字典的统一，实现与上级平台基于共享文档形式的交互； 实现公众服务应用功能数量不少于 27 个、医疗服务应用功能数量不少于 30 个； 提供较为完善的互联网诊疗服务，初步实现基于平台的临床决策支持、闭环管理、大数据应用； 平台初步实现与上级信息平台的互联互通； 联通的外部机构数量不少于 7 个
五级甲等	通过医院信息平台能够与上级平台进行丰富的交互，实现医院与上级术语和字典的统一； 基于平台提供较为完善的临床决策支持、闭环管理，实现丰富的人工智能和大数据应用； 平台实现丰富的跨机构的业务协同和互联互通应用； 联通的外部机构数量不少于 9 个

一级是对采纳、应用电子病历数据标准的基本要求，医疗机构的住院电子病历数据应符合标准中对数据元属性的要求。

二级是在满足一级要求的基础上，增加了对门（急）诊电子病历数据的要求，电子病历数据完全符合标准要求，为规范电子病历数据的传输和共享提供标准数据。

三级是在满足二级要求的基础上，增加对住院电子病历共享文档、文档注册查询交互服务的符合标准的要求，标准化要求从单纯的数据维度扩展到包括共享文档、交互规范、技术架构、基础设施、应用效果的多维度，是从数据采集到数据应用的进一步规范,并要求建成独立的电子病历共享文档库,实现电子病历数据整合。

四级乙等是在满足三级要求的基础上,增加对门(急)诊电子病历共享文档和个人、医疗卫生人员、医疗卫生机构注册、查询服务的符合标准的要求,初步实现全院信息整合并提供公众、医疗、管理等方面的应用功能,进一步规范技术架构、基础设施、应用效果等内容。

四级甲等是在满足四级乙等要求的基础上,建成较完善的基于电子病历的医院信息平台和基于平台的独立临床信息数据库,提供基础的互联网诊疗服务,开始临床知识库建设,在卫生管理方面提供较为丰富的辅助决策支持,业务系统建设较为丰富并实现基于平台的连通,公众、医疗、管理等方面的应用功能要求基于平台实现,并进一步规范技术架构、基础设施、应用效果等内容。

五级乙等是在满足四级甲等要求的基础上,法定医学报告及健康体检共享文档符合标准,平台实现院内术语和字典的统一,实现与上级平台基于共享文档形式的交互,提供较为完善的互联网诊疗服务,初步实现基于平台的临床决策支持、闭环管理、大数据应用,医院信息平台的性能满足接入上级信息平台的要求,初步实现与上级信息平台的互联互通。

五级甲等是在满足五级乙等要求的基础上,医院信息平台实现与上级信息平台进行丰富的交互,而且医院信息平台的交互服务完全满足医疗机构内部标准化的要求,医院与上级平台实现术语和字典的统一,基于平台提供较为完善的临床决策支持、闭环管理,实现丰富的人工智能和大数据应用,实现丰富的跨机构的业务协同和互联互通应用。

8.4.4 评价方法

医院测评工作包括信息标准符合性测试、信息化建设成熟度专家评审两个环节以及申请、准备、测评实施、等级评定四个阶段(见图 8-1)。

8.4.4.1 申请阶段

申请步骤如下。

(1)申请机构在"中国卫生信息标准网(http://www.chiss.org.cn/)——测评管理系统"注册用户账号。

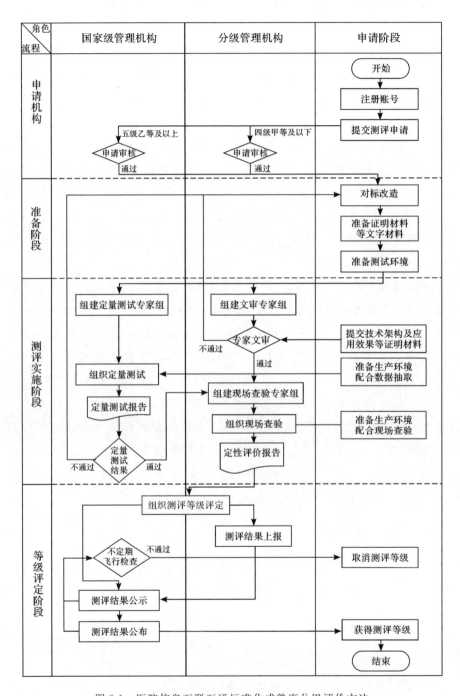

图 8-1 医院信息互联互通标准化成熟度分级评价方法

(2)由申请机构按照《医院信息互联互通标准化成熟度测评申请材料》中相关要求准备材料,并登录"测评管理系统",向管理机构提交医院信息互联互通测评的申请(在线下载模板,填写完整并盖章后扫描上传),通过四级甲等测评后下一年方可申报五级乙等。

(3)管理机构审核申请信息。

8.4.4.2　准备阶段

(1)申请机构根据医院测评要求,对测评对象进行必要的标准化及应用成熟度改造,以适应定量和定性指标。

(2)申请机构做好信息标准符合性测试、信息化建设成熟度专家评审两个环节的文档、接口、环境等准备,并通报管理机构。

8.4.4.3　测评实施阶段

(1)标准符合性测试

1)管理机构从定量测试专家库中选择专家组建测试专家工作组。

2)测试专家工作组到申请机构现场,在申请机构工作人员配合下抽取测试数据,填写数据抽取记录。

3)测试专家利用统一测试工具,对抽取的数据进行标准符合性测试。

4)测试专家归档数据,编制并提交测试报告。

(2)专家文审

1)管理机构从定性评价专家库中选择专家组建文审专家组。

2)文审专家听取申请机构的报告,审阅申请机构提交的相关证明材料。

3)文审专家完成在线打分,进行结果汇总。

4)管理机构填写《文审结果汇总表》。

(3)现场查验

1)通过标准符合性测试和专家文审,方可开展现场查验。

2)管理机构从定性评价专家库中选择专家组建现场查验专家组。

3)现场查验专家组到申请机构现场,对定性指标进行现场查验。

4)现场查验专家完成在线打分,汇总结果。

5)管理机构填写《现场查验结果汇总表》。

8.4.4.4 等级评定阶段

(1)管理机构根据信息标准符合性测试和信息化建设成熟度专家评审情况,组织相关人员进行测评结果的评定,评定申请机构的标准化成熟度等级。

(2)分级管理机构向国家级管理机构上报评定结果。

(3)国家级管理机构组织飞行检查(抽查),从标准符合性和应用效果两个方面进行复核,对不通过的申请机构取消其评定资格。

(4)国家级管理机构公示测评结果。

(5)国家级管理机构发布测评结果。

8.5 等级医院评审

2020年12月,国家卫生健康委发布《关于印发三级医院评审标准(2020年版)的通知》(国卫医发〔2020〕26号),这是自《三级综合医院评审标准(2011年版)》颁布实施9年后第一次修订。《三级医院评审标准(2020年版)》要求强化基于电子病历的医院信息平台建设,满足医疗质量管理与控制工作需要。实施电子病历的医院,应当形成电子病历的建立、记录、修改、使用、存储、传输、质控、安全等级保护等管理制度。明确医院主要负责人是患者诊疗信息安全管理第一责任人,依法依规建立覆盖患者诊疗信息管理全流程的制度和技术保障体系。

医院等级划分标准,是根据医院规模、科研方向、人才技术力量、医疗硬件设备等对医院资质进行指标评定。全国统一,不分医院背景、所有性质等。按照《医院分级管理标准》,医院经过评审,确定为三级,每级再划分为甲、乙、丙三等,其中三级医院增设特等级别,因此医院共分三级十等。

一级医院是直接为社区提供医疗、预防、康复、保健等综合服务的基层医院,是初级卫生保健机构。其主要功能是直接对人群提供一级预防,在社区管理多发病、常见病现症患者并对疑难重症患者做好正确转诊,协助高层次医院搞好中间或院后服务,合理分流患者。

二级医院是跨几个社区提供医疗卫生服务的地区性医院,是地区性医疗预防的技术中心。其主要功能是参与指导对高危人群的监测,接受一级转诊,对一级医院进行业务技术指导,并能进行一定程度的教学和科研。

三级医院是跨地区、省、市及向全国范围提供医疗卫生服务的医院,是具有全面医疗、教学、科研能力的医疗预防技术中心。其主要功能是提供专科(包括特殊专科)的医疗服务,解决危重疑难病症,接受二级转诊,对下级医院进行业务技术指导和人才培训;完成培养各种高级医疗专业人才的教学和承担省以上科研项目的任务;参与和指导一、二级预防工作。

一、二、三级医院的划定、布局与设置,要由区域卫生主管部门根据人群的医疗卫生服务需求统一规划而决定。医院的级别应相对稳定,以保障三级医疗预防体系完整和合理运行。

8.6　三级公立医院绩效考核

为了实施健康中国战略,建立健全的基本医疗卫生制度,加强和完善公立医院管理,坚持公益性,调动积极性,引导三级公立医院进一步落实功能定位,提高医疗服务质量和效率,推进分级诊疗制度建设,为人民群众提供高质量的医疗服务。

坚持公益性导向,提高医疗服务效率。以满足人民群众健康需求为出发点和立足点,服务深化医药卫生体制改革全局。改革完善公立医院运行机制和医务人员激励机制,实现社会效益和经济效益、当前业绩和长久运营、保持平稳和持续创新相结合。强化绩效考核导向,推动医院落实公益性,实现预算与绩效管理一体化,提高医疗服务能力和运行效率。

坚持属地化管理,做好国家顶层设计。国家制定统一标准、关键指标、体系架构和实现路径,以点带面,抓住重点,逐级考核,形成医院管理提升的动力机制。各省份按照属地化管理原则,结合经济社会发展水平,对不同类别的医疗机构设置不同指标和权重,提升考核的针对性和精准度。

坚持信息化支撑,确保结果真实与客观。通过加强信息系统建设,提高绩效考核数据信息的准确性,保证关键数据信息自动生成、不可更改,确保绩效考核结果真实与客观。根据医学规律和行业特点,发挥大数据优势,强化考核数据分析应用,提升医院科学管理水平。

三级公立医院绩效考核指标体系由医疗质量、运营效率、持续发展、满意度评价等四个方面的指标构成。国家制定《三级公立医院绩效考核指标》供各地使用,同时确定部分指标作为国家监测指标。各地可以结合实际,适当补充承担政府指令性任务等部分绩效考核指标。

(1)医疗质量。提供高质量的医疗服务是三级公立医院的核心任务。通过医疗质量控制、合理用药、检查检验同质化等指标,考核医院医疗质量和医疗安全。通过具有代表性的单病种质量控制指标,考核医院重点病种、关键技术的医疗质量和医疗安全情况。通过预约诊疗,门、急诊服务,患者等待时间等指标,考核医院改善医疗服务的效果。

(2)运营效率。运营效率体现医院的精细化管理水平,是实现医院科学管理的关键。通过人力资源配比和人员负荷指标考核医疗资源利用效率。通过经济管理指标,考核医院经济运行管理情况。通过考核收支结构指标间接反映政府落实办医责任情况和医院医疗收入结构合理性,推动实现收支平衡、略有结余,有效体现医务人员技术劳务价值的目标。通过考核门诊和住院患者次均费用变化,衡量医院主动控制费用不合理增长情况。

(3)持续发展。人才队伍建设与教学科研能力体现医院的持续发展能力,是反映三级公立医院创新发展和持续健康运行的重要指标。主要通过人才结构指标考核医务人员稳定性,通过科研成果临床转化指标考核医院的创新支撑能力,通过技术应用指标考核医院引领发展和持续运行情况,通过公共信用综合评价等级指标考核医院信用建设。

(4)满意度评价。医院满意度由患者满意度和医务人员满意度两部分组成。患者满意度是三级公立医院社会效益的重要体现,提高医务人员满意度是医院提供高质量医疗服务的重要保障。通过门诊患者、住院患者和医务人员满意度评价,衡量患者的获得感及医务人员的积极性。

8.7 医院智慧服务分级评估

2019年3月,国家卫生健康委办公厅发布《关于印发医院智慧服务分级评估标准体系(试行)的通知》(国卫办医函〔2019〕236号),决定对应用信息系统提供智慧服务的二级及以上医院开展2019年医院智慧服务分级评估工作。医院智慧服务是智慧医院建设的重要内容,要求医院针对患者的医疗服务需要,应用信息技术改善患者就医体验,加强患者信息互联共享,提升医疗服务智慧化水平的新时代服务模式。建立医院智慧服务分级评估标准体系(smart service scoring system,4S),旨在指导医院以问题和需求为导向持续加强信息化建设、提供智慧服务,为进一步建立智慧医院奠定基础。

2020 年,《医院智慧管理分级评估标准体系(试行)》发布征求意见稿,文件规定了医院智慧管理分级评估标准体系,分医疗质量管理、人力资源管理、财务管理、设备管理、物资管理、经营管理、后勤保障、教学科研、办公管理等 9 个工作角色来细化医院各级别智慧管理应当实现的功能,为医院建设智慧管理信息系统提供指南。引导医院沿着功能实用、信息共享、管理智能的方向,建设完善智慧管理信息系统,使之成为提升医院现代化管理水平的有效工具,为进一步建立智慧医院奠定基础。医院智慧服务分级评估项目如表 8-3 所示。

表 8-3　医院智慧服务分级评估项目

序号	类别	业务项目	应用评估
1	诊前服务	诊疗预约	应用电子系统预约的人次数占总预约人次数比例
2		急救衔接	具备急救衔接机制和技术手段并有应用
3		转诊服务	应用信息系统转诊人次数占总转诊人次数比例
4	诊中服务	信息推送	应用信息技术开展信息推送服务
5		标识与导航	具备院内导航系统
6		患者便利保障服务	具备患者便利保障系统并有应用
7	诊后服务	患者反馈	电子调查人次占全部调查人次比例
8		患者管理	应用电子随诊记录的随诊患者人次数占总随诊患者人次比例
9		药品调剂与配送	具有药品调剂与配送服务系统并有配送应用
10		家庭服务	具有电子记录的签约患者服务人次占总签约患者服务人次比例
11		基层医师指导	应用信息系统开展基层医师指导

续表

序号	类别	业务项目	应用评估
12		费用支付	具备电子支付系统功能并有应用
13	全程服务	智能导医	有智能导医系统功能并有应用
14		健康宣教	有健康宣教系统并有应用
15		远程医疗	具备远程医疗功能并有应用
16	基础与安全	安全管理	应用身份认证的系统占全部系统比例
17		服务监督	具有服务监督机制并有监督记录

8.8　医院智慧管理分级评估

医院智慧管理是"三位一体"智慧医院建设的重要组成部分。为指导各地、各医院加强智慧医院建设的顶层设计,充分利用智慧管理工具,提升医院管理精细化、智能化水平,医院特制定智慧管理分级评估标准体系。

8.8.1　建立分级评估标准体系的目的

(1)明确医院智慧管理各级别要实现的功能,为医院加强智慧管理相关工作提供参照。

(2)指导各地、各医院评估医院智慧管理建设发展现状,建立医院智慧管理持续改进体系。

(3)完善"三位一体"智慧医院建设的顶层设计,使之成为提升医院现代化管理水平的有效工具。

8.8.2　评估对象

评估对象为运用信息化、智能化手段开展管理的医院。

8.8.3　评估分级

由于医院管理涉及面广、内容较多,本标准仅针对医院管理的核心内容,从智慧管理的功能和效果两个方面进行评估,评估结果分为 0 级至 5

级。分级原则如下。

（1）0 级：无医院管理信息系统。手工处理医院管理过程中的各种信息，未使用信息系统。

（2）1 级：开始运用信息化手段开展医院管理。使用信息系统处理医院管理的有关数据，所使用的软件为通用或专用软件，但不具备数据交换共享功能。

（3）2 级：初步建立具备数据共享功能的医院管理信息系统。在管理部门内部建立信息处理系统，数据可以通过网络在部门内部各岗位之间共享并处理。

（4）3 级：依托医院管理信息系统实现初级业务联动。管理部门之间可以通过网络传送数据，并采用任意方式（如界面集成、调用信息系统数据等）获得本部门之外所需的数据。本部门信息系统的数据可供其他部门共享使用，信息系统能够依据基础字典库进行数据交换。

（5）4 级：依托医院管理信息系统实现中级业务联动。通过数据接口方式实现医院管理、医疗、护理、患者服务等主要管理系统（如会计、收费、医嘱等系统）数据交换。管理流程中，信息系统实现至少一项业务数据的核对与关联检查功能。

（6）5 级：初步建立医院智慧管理信息系统，实现高级业务联动与管理决策支持功能。各管理部门能够利用院内的医疗、护理、患者服务、运营管理等系统，完成业务处理、数据核对、流程管理等医院精细化管理工作。建立医院智慧管理数据库，具备管理指标自动生成、管理信息集成展示、管理工作自动提示等管理决策支持功能。

医院智慧管理分级评估项目具体内容如表 8-4 所示。

表 8-4　医院智慧管理分级评估项目

序号	工作角色	业务项目	项目说明
1	医疗护理管理	医疗、护理质控管理	院级、科室级医疗质量控制，各类医疗护理的数量与质量控制指标设定、统计报表、数据查询与展现处理
2		医疗准入管理	各种医疗准入内容管理，以及医务人员岗位职责和业务权限的管理

续表

序号	工作角色	业务项目	项目说明
3	医疗护理管理	医院感染管理与控制	医院感染管理与控制的相关工作
4		不良事件管理	各类不良事件报告管理,不良事件处理追踪与反馈
5		和谐医患关系	患者投诉、纠纷预警与处置等记录,职工、患者满意度调查
6	人力资源管理	人力资源规划	部门、人力资源规划,招聘管理
7		人事管理	人事档案、职务与职称管理
8		人员考核与薪酬管理	薪酬、绩效、福利管理
9	财务资产管理	医疗收入管理	医疗收费账务管理
10		财务会计	会计账务管理
11		预算管理	收入预算管理、支出预算管理、预算项目管理、预算审批和调剂、预算执行和分析等管理及应用
12		资产账务管理	医院固定资产、流动资产管理
13	设备设施管理	购置管理	设备论证、采购、合同、验收过程记录与管理
14		使用运维管理	设备保障与运行维护记录
15		质量管理	设备计量、质控管理
16		效益分析	设备投入产出与使用效益分析
17	药品耗材管理	药品耗材遴选与购置	药品耗材遴选与购置过程管理
18		库存管理	物资验收、库存管理
19		消毒与循环物品管理	消毒供应物品、重复清洗物品的发放、回收、清洗、打包、消毒过程信息记录与处理
20		监测与使用评价	物品使用情况监测与管理
21	运营管理	成本控制	各部门成本记录与管控措施及成效
22		绩效核算管理	结合医院预算管理和成本管理的情况,比对收入、成本进行运营分析管理
23		医疗服务分析评价	医疗服务数量、质量、类别的记录、分析、评价
24	运行保障管理	后勤服务管理	餐饮、工程维修、物流运送、电梯服务、保洁管理

续表

序号	工作角色	业务项目	项目说明
25	运行保障管理	安全保卫管理	视频监控、停车、保安、门禁、消防、应急预案与演练,以及外协人员等管理
26		医疗废弃物管理	医院医疗废弃物收集、转运、消纳转出处理、监督与追踪、统计分析等
27		楼宇管控	建设项目管理、房屋使用分配与记录、设备设施监控、能耗与资源管理、成本计量与分配等
28		信息系统保障管理	建立信息系统运行、维护、巡检的管理体系,有医院信息规划能力和信息系统建设与升级项目的管理机制
29	教学科研管理	教学管理	院校、在职教育与训练、专业技能培训和考核等管理
30		科研管理	科研项目、科研经费、知识产权、伦理审查、学术会议等管理
31	办公管理	协同办公管理	公文流转、行政审批流程、院内信息发布与公告、会议信息等管理
32		档案管理	决策记录(含三重一大)、审计记录及意见
33	基础与安全	基础设施与网络安全管理	基础设施、安全管理、安全技术、安全监测

参考文献

[1] 中国医院协会.三级综合医院评审标准实施指南[M].北京:人民卫生出版社,2011.

[2] 钱海,费科峰,沈剑峰.国家智慧医疗评价指标体系的构建[J].中国医院,2016,20(8):18-21.

[3] 胡铁骊,欧阳荣,蔡斌,等.中医医院信息化建设综合评价体系的研究[J].中国数字医学,2014(10):54-56.

[4] Ayat M，Sharifi M. Maturity assessment of hospital information systems based on electronic medical record adoption model（EMRAM）：private hospital cases in Iran ［J］. International Journal of Communications，Network and System Sciences，2016，9（11）：471-477.

[5] 沈崇德，刘海一. 医院信息与评价［M］.北京：电子工业出版社，2017.

[6] 中国医院协会，三级综合医院评审标准实施指南［M］.北京：人民卫生出版社，2011.